ARCHIV FÜR TIERERNÄHRUNG

UNTER MITWIRKUNG VON

Prof. Dr. Dr. W. Lenkeit, Göttingen. Prof. Dr. K. Nehring, Rostock
Prof. Dr. Dr. Dr. h. c. Dr. h. c. A. Scheunert, Potsdam-Rehbrücke
Prof. Dr. Dr. W. Wöhlbier, Stuttgart-Hohenheim

HERAUSGEGEBEN VON

ERNST MANGOLD
Prof. Dr. med. Dr. phil. Dr. med. vet. h. c. Dr. agr. h. c.
Direktor des Instituts für Tierernährungslehre
der Humboldt-Universität Berlin

3. BAND
MÄRZ-APRIL 1953
HEFT
5

AKADEMIE-VERLAG · BERLIN

ARCH. TIERERNÄHRUNG · 3. BAND NR. 5 · S. 259–323 · BERLIN · MÄRZ-APRIL 1953

INHALT

Das Archiv für Tierernährung erscheint zweimonatlich in Heften zu 64 Seiten im Format 17,5 × 25 cm. Der Preis des Heftes beträgt DM 8,50. 6 Hefte werden zu einem Band vereinigt. Der Besteller muß sich zur Abnahme eines Bandes verpflichten. Die Hefte werden jeweils einzeln berechnet. Im Jahre erscheint nicht mehr als 1 Band. Bestellungen werden direkt an den Akademie-Verlag GmbH., Berlin W 8, Mohrenstraße 39 oder über eine wissenschaftliche Buchhandlung erbeten.

Manuskriptsendungen — zugelassen sind die vier Kongreßsprachen — sind an den Herausgeber, Herrn Prof. Dr. Ernst Mangold, Berlin N 4, Invalidenstr. 42, zu richten. Mit der Veröffentlichung geht das alleinige Verlagsrecht an das Archiv für Tierernährung über. Daher müssen Arbeiten, die bereits an anderer Stelle veröffentlicht worden sind, zurückgewiesen werden. Die Verfasser verpflichten sich, Manuskripte, die vom Archiv für Tierernährung angenommen worden sind, nicht an anderer Stelle zu veröffentlichen.

Die Verfasser erhalten von größeren wissenschaftlichen Arbeiten 50 Sonderdrucke unentgeltlich. Den Manuskripten beiliegende Zeichnungen müssen sauber, in zweifacher Größe ausgeführt sein. Wenn sie nicht voll reproduktionsfähig nach den Vorschriften des Normblattes DIN 474 eingereicht werden, ist die Beschriftung nur mit Bleistift einzutragen. Zur Herstellung von Netzätzungen sind nur einwandfreie Photographien brauchbar.

Für alle Literaturzitate sind die Vorschriften des Normblattes DIN 1502 und 1502 Beiblatt I maßgebend. Die Zitate müssen den Verfasser (mit den Anfangsbuchstaben der Vornamen), den vollständigen Titel der Arbeit und die Quelle mit Band, Seitenzahl und Erscheinungsjahr enthalten. Das Literaturverzeichnis soll alphabetisch geordnet sein.

Herausgeber und verantwortlich für den Inhalt: Prof. Dr. med. Dr. phil. Dr. med. vet. h. c. Dr. agr. h. c. Ernst Mangold, Berlin N 4, Invalidenstraße 42 (Fernruf 42 96 64). Verlag: Akademie-Verlag GmbH., Berlin W 8, Mohrenstraße 39 (Fernruf: 20 03 86); Postscheckkonto: 350 21. Bestell- und Verlagsnummer dieses Heftes: 1010/III/5. Das Archiv für Tierernährung erscheint vorläufig jährlich in 1 Band zu 6 Heften. Bezugspreis je Einzelheft DM 8.50, ausschließlich Porto und Verpackung. Satz und Druck: Robert Noske, Borna (Bez. Leipzig). Veröffentlicht unter der Lizenz-Nr. 1213 des Amtes für Literatur und Verlagswesen der Deutschen Demokratischen Republik. Printed in Germany.

Aus dem Institut für Tierzucht und Tierfütterung der Rheinischen Friedrich-Wilhelms-Universität Bonn
Direktor: Prof. Dr. G. ROTHES

Prof. Dr. H. HAVERMANN und Dr. H. SCHARPENSEEL

UNTERSUCHUNGEN ÜBER DAS VERHALTEN DES d,l-METHIONINS IM STOFFWECHSEL DES VOLLWERTIG UND NICHT VOLLWERTIG ERNÄHRTEN SCHWEINS UND LEGEHUHNS

Bilanz- und Verteilungsstudien mit d,l-^{35}S-Methionin

Einleitung

Bei unserem Bestreben, die landwirtschaftlichen Nutztiere sowohl rationell als auch auskömmlich zu füttern, stoßen wir immer wieder auf das sogenannte „Eiweißproblem“. Der tierische Organismus benötigt, namentlich im Jugendstadium, eine gewisse Menge an Eiweißstoffen für die Neu- und Umbildung der Körpersubstanz sowie für den Aufbau der dem Menschen gelieferten Produkte. Nun ist die Natur keineswegs arm an Eiweißverbindungen, aber nur ein verhältnismäßig geringer Anteil dieser verfügbaren Mengen, nämlich der tierischer Herkunft, besitzt die chemische Zusammensetzung, die in optimaler Weise bei der Bedarfsdeckung wachsender und hochleistender Tiere wirksam werden kann.

Dies gilt besonders für die Lebewesen mit einhöhligem Magen, während die Wiederkäuer mit Hilfe ihrer stärker ausgeprägten Mikroflora des gesamten Ventriculo-Intestinalsystems, besonders aber der Pansenbakterien, auch solche, Eiweißstoffe umzubauen und zu verwerten vermögen, die für die Ernährung anderer Tiere völlig unzureichend wären. Selbst stickstoffhaltige Nichteiweißstoffe, wie die Amide und andere einfache N-Verbindungen, z. B. Harnstoff und Ammonacetat, werden von ihnen unter normalen Bedingungen zunächst als Bakterieneiweiß festgelegt, später dann im Darmtraktus verdaut und in Form der Aminosäurenbausteine resorbiert.

Das Eiweißproblem ist eben im wesentlichen eine Frage des Aminosäurenstoffwechsels, da jeder Organismus sich aus diesen Grundelementen die ihm eigentümlichen Eiweißmakromoleküle zusammengefügt. Es besteht heute kein Zweifel mehr darüber, daß mit einem Gemisch reiner, teils synthetisch gewonnener Aminosäuren als einziger Eiweißquelle ein ähnlicher Fütterungserfolg erzielt werden kann [13] wie mit den verschiedenen Eiweißarten der Futterstoffe, sofern alle lebensnotwendigen Aminosäuren enthalten sind und somit das Futter, wie man sagt, vollwertig ist.

Als lebensnotwendig oder essentiell gelten von den über zwanzig bekannten Aminosäuren bisher 9—10. Diese müssen dem Organismus also in ausreichender Weise zugeführt werden, während die übrigen, die man nach einer Einteilung von ROSE [21] in die Gruppen der wachtumsbeschleunigenden und entbehrlichen Aminosäuren scheidet, entweder durch Umbau der essentiellen vom Organismus selbst dargestellt werden oder physiologisch nicht notwendig sind. Da eine Speicherung freier Aminosäuren im Organismus nicht stattfindet, reagieren die Tiere mit einhöhligem Magen außerordentlich stark auf die Ernährung mit nicht vollwertigem Eiweiß.

Das Gesetz vom Minimum findet gewissermaßen auch hier seine Anwendung. Die am stärksten ins Defizit geratene essentielle Aminosäure bestimmt das mögliche Ausmaß der tierischen Substanzbildung und wirkt, wie man sagt, limitierend auf das Mast- oder Produktionsergebnis.

Im Zuge der Rationalisierung unserer Tierfütterung, wo durch eine gezielte Verabreichung ausreichender, aber nicht überschüssiger Futtermengen bei weitgehender Heranziehung billigerer, nicht vollwertiger Eiweißträger auch für Tiere mit einhöhligem Magen optimale Erfolge angestrebt werden, erscheint dieses Problem besonders relevant. Seitdem in neuester Zeit durch mikrobiologische Testverfahren sowie durch die Arbeitsmethodik der Papierchromatographie, Papierelektrophorese und Hochspannungselektrophorese die technischen Möglichkeiten für eine exakte Eiweiß-Bausteinanalyse gegeben sind, ist das Studium des Aminosäurenstoffwechsels zur Schaffung gesicherter Grundlagen für die Wertigkeitsbestimmung natürlicher Eiweißstoffe eines der dringlichsten Probleme geworden.

Verschiedene Bewertungsschlüssel, die dieses Ziel verfolgen durch Vergleich des Aminosäurengehaltes der nicht vollwertigen Probe mit dem des vollwertigen Ei- oder Milchproteins, sind schon bekannt geworden, wie z. B. das Eiproteinverhältnis in Verbindung mit dem „chemical score" MITCHEL's, der EAA-Index (essential amino-acid-index) OSER's, oder das MPV (Milchproteinverhältnis) NEHRING's [16].

Für das Studium des Verhaltens der Aminosäuren im tierischen Organismus, also zur Ermittlung ihrer Stoffwechselbilanz und ihrer Einwanderung in die verschiedenen Organe und Gewebe, empfiehlt sich gegenüber den recht komplizierten vorgenannten Methoden die sehr elegante *Arbeitsweise mit radioaktiv markierten Aminosäuren,* deren wir uns auch für die vorliegenden Untersuchungen des *Methioninstoffwechsels beim Schwein und Legehuhn* bedienten.

Wenn wir den Gedanken des Minimumgesetzes auf den Aminosäurenbedarf des Tieres mit einhöhligem Magen anwenden, ergibt sich daraus die praktische Folgerung, daß auch mit billigen, minderwertigeren Eiweißträgern unter Zusatz der im Minimum befindlichen vollwertigkeitsbegrenzenden Aminosäuren ein normaler Fütterungserfolg möglich sein müßte. Es bestände nur die Notwendigkeit, auf breitester Basis den Aminosäurengehalt der gängigsten Futtermittel genauestens zu untersuchen, um für beliebige Futtermischungen die im Minimum befindliche Aminosäure berechnen zu können.

Bei den beiden in diesem Zusammenhang wirtschaftlich wichtigsten Tierarten, dem Schwein und Huhn, waren es die *Schwefelaminosäuren Cystin und Methionin*, die als limitierend erkannt wurden und neben denen neuerdings das *Lysin* einige Bedeutung zu gewinnen scheint.

Das Cystin wurde bereits 1810 von WOLLASTON in Blasensteinen gefunden und Ende des 19. Jahrhunderts als ein wichtiger Eiweißbaustein erkannt. Das Methionin entdeckte J. H. MÜLLER [15] 1922 bei der Säurehydrolyse von Casein. Es wurde bereits 1929 von BARGER und COYNE [2] aus dem β-Methylmerkaptopropionaldehyd synthetisiert. In dem Zeitraum vor der Entdeckung des Methionins galt das Cystin aufgrund der Arbeiten von OSBORNE und MENDEL [17] als die einzige Schwefelaminosäure. Erst als JACKSON und BLOCK [12] sowie WEICHSELBAUM [32] auch bei Zusatz von Methionin zu einer eiweißarmen Nahrung eine Wachstumszunahme bei Ratten erkannten, entstanden Bedenken gegen diese Auffassung. Durch die Ergebnisse von W. C. ROSE [20] und Mitarbeiter, die von A. WHITE und E. F. BEACH [34] voll bestätigt werden konnten, zeigte sich dann 1937, daß bei Verfütterung einer cystin- und methioninarmen Ration die weitere Zuführung von Cystin wirkungslos blieb, während eine Verabreichung synthetisch dargestellten Methionins rasche Zunahmen des Größenwachstums erbrachte. Durch die Arbeiten MITCHELL'S und BLOCK'S [14] endlich erkannte man, daß das Methionin eine essentielle, die biologische Wertigkeit des Eiweißes begrenzende Aminosäure ist, die im menschlichen und tierischen Stoffwechsel das Cystin ersetzen kann, während letzteres lediglich vorübergehend einen Methioninmangelzustand überbrücken und einen Teil des Methioninbedarfs zu decken vermag. Die Höhe dieses Anteils ist bei den Tierarten verschieden. Die Literaturangaben schwanken zwischen $^1/_6$ und $^2/_3$ [33].

Die *Unentbehrlichkeit des Methionins* und *Ersetzbarkeit des Cystins* durch das Methionin wurde bestätigt durch die klassischen Indikatorversuche von TARVER und SCHMIDT [27], sowie DU VIGNEAUD [31] und Mitarbeiter. TARVER und

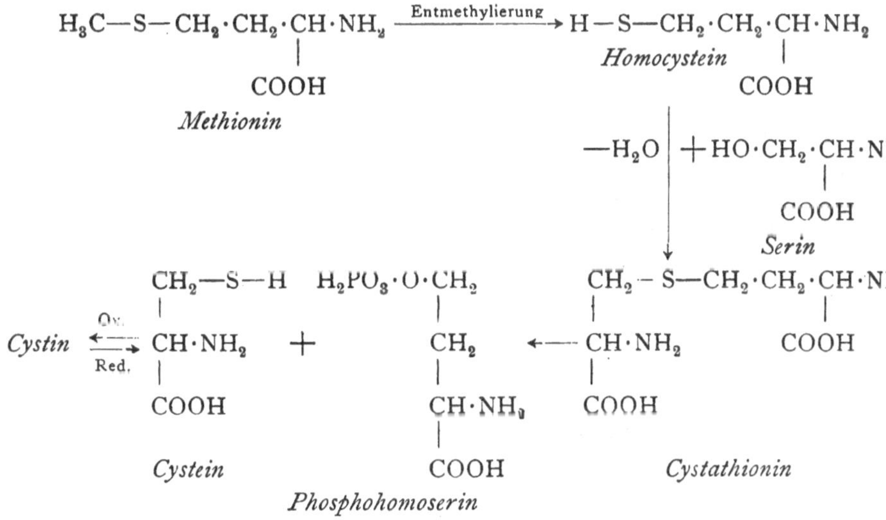

SCHMIDT fanden erstmalig, daß der Radioschwefel des markierten Methionins in vivo in Cystinschwefel übergeht. DU VIGNEAUD und Mitarbeiter erhielten den gleichen Befund und zeigten darüber hinaus, daß bei dem intermediären Umbau des Methionins in Cystin nur der Schwefel des Methionins, nicht aber das ebenfalls radioaktiv markierte Kohlenstoffskelett übergeht. Bei dieser Umwandlung entsteht zunächst durch Entmethylierung Homocystein, das unter Wasserabspaltung gemeinsam mit der Oxyaminosäure Serin den Thioäther Cystathionin bildet. Die letztere Verbindung geht im tierischen Organismus dann unter Anlagerung von Phosphorsäure in Phosphohomoserin und Cystein über, welches wiederum zu Cystin oxydiert wird.

Nachdem von STEKOL und WEISS [25] festgestellt wurde, daß auch das Homolanthionin, ein synthetischer Thioäther, Cystin im Rattenversuch zu ersetzen vermag und als Schwefeldonator für die Ausbildung des Cystins auftreten kann, ist an der besonderen Stellung des *Methionins als der einzigen essentiellen Schwefelaminosäure* kein Zweifel mehr. Ihre Bedeutung wird erhöht durch die Vielseitigkeit der Funktionen, die sie im Stoffwechsel neben ihrer grundsätzlichen Aufgabe, Eiweißbaustein zu sein, erfüllt. Es sei nur erinnnert an die leichte Abspaltbarkeit der CH_3-Gruppe, die nach ABDERHALDEN [1] vom tierischen Organismus nicht selbsttätig synthetisiert werden kann und z. B. zur Creatinsynthese [30] sowie für die Entgiftungsprozesse in der Leber notwendig ist, während die Schwefelsäure des Methionins zur Bindung toxischer Phenole Verwendung findet, die dann als Alkalisalze der Schwefelsäureester im Urin ausgeschieden werden.

Es sei ferner verwiesen auf die Entdeckungen von HERSHEY und SOSKIN [11], sowie BEST, HERSHEY und HUNTMANN [3], daß dem Methionin eine leberschützende Wirkung zukommt, indem es der pathologischen Verfettung dieses Organs entgegenwirkt, oder auf die Fähigkeit des Methionins, das für den Phosphatstoffwechsel wichtige Cholin teilweise und z. B. als Methylspender in der Geflügelhaltung [33] völlig zu ersetzen. Aus all diesen Gründen gewann die Synthese des Methionins, dessen optische Isomere physiologisch gleichwertig sind, ständig größeres Interesse, sodaß die Verwendungsmöglichkeit des Methionins auch schon unter den verschiedensten Problemstellungen in der praktischen Tierernährung bearbeitet werden konnte.

Als von größter wirtschaftlicher Bedeutung drängt sich hier gleich die Frage auf, inwieweit sich *durch Beifütterung der fehlenden essentiellen Aminosäuren* zu billigen, pflanzlichen Eiweißträgern das teure *tierische Eiweiß in der Fütterung von Schwein und Huhn vertreten* läßt.

Bisherige Ergebnisse

H. FINK und A. HOCK [7] konnten im Rattenversuch zeigen, daß verschiedene Hefen, aber auch Cerealien, Kartoffeln, Erbsen, Gelatine und Casein ohne Beigabe von tierischem Eiweiß bei den Versuchstieren eine Veränderung der Leber und Niere hervorriefen, die im allgemeinen zum plötzlichen Exitus führte durch eine Art Lebernekrose, welche aber durch Zulagen von 0,2 % Cystin schnell behoben werden konnte.

Diese Beobachtungen gaben Anlaß zur Durchführung ähnlicher Fütterungsversuche mit Schweinen. HAVERMANN und HEYMER[22] verabreichten an 3 verschiedene Gruppen von Versuchstieren neben dem Gerstenmehl als Eiweißträger Trockenmilch, Trockenhefe und Trockenhefe + 2% des Proteingehaltes an Cystin. Durch dieses Cystinsupplement konnte die Wertigkeit des pflanzlichen Eiweißes um 10,4% verbessert werden, was sich in einer höheren Zunahme und günstigeren Futterverwertung gegenüber den Tieren der Mangelgruppe ausdrückte. Eine alimentäre Lebernekrose trat bei keinem der Cystintiere in Erscheinung.

Wesentlich größere Bedeutung erlangte die Beifütterung von Methionin und die von ihm ausgehende curative Wirkung bisher in der Küken- und Hühnerfütterung. Hier waren es wohl PETERSEN, BOLIN, LAMPMAN u. STAMBERG[19/4], die den vom Methionin ausgehenden wachstumsfördernden Effekt auf die Entwicklung der Küken erstmals in Verbindung mit Erbsenprotein als Eiweißträger erprobten.

Inzwischen hat sich eine große Anzahl von Arbeiten * mit dem Einfluß des Methionins — auch in Verbindung mit Antibiotika und Vitamin B 12 — auf die Hebung der Vollwertigkeit des Futtereiweißes und auf die Wachstumsförderung der Versuchstiere beschäftigt. Eine recht gute Zusammenfassung und Literaturübersicht der bisher wichtigsten, meist in „Poultry-Science" erschienenen Veröffentlichungen, bringt S. SCHOLTYSSEK[24]. Es sei deshalb bei der Unmöglichkeit, jede einzelne Arbeit an dieser Stelle zu besprechen, darauf verwiesen.

Ohne daß hiermit etwa bereits ein abschließendes Stadium erreicht wäre, läßt sich aus den bisherigen Versuchen etwa folgendes entnehmen:

1. Durch Anreicherung einer nicht vollwertigen Kükendiät mit 0,1—0,8% Methionin wurden Wachstumssteigerungen bis zu 100% erzielt.

2. Ähnliche Ergebnisse lassen sich auch gewinnen durch Supplementierung des Futters mit stimulierend wirkenden Verbindungen wie Antibiotica und Vitamin B 12. In methioninarmen Rationen vermögen diese Zusätze jedoch nicht eine gleich starke Wirkung auszuüben wie die Verabreichung von Methionin selbst.

3. Während einige Autoren durch Zusatz eines Gemisches von Methionin und Vitamin B 12 optimale Wirkung erzielten, ergaben in anderen Fällen diejenigen Versuchsgruppen die höchsten Zunahmen, denen entweder nur Methionin oder nur Vitamin B 12 zugefüttert wurde. Es scheint möglich, daß Vitamin B 12 eine Methylierung und Umwandlung des Homocysteins zu Methionin begünstigt.

4. In den meisten Fällen ließ sich aufgrund von Methioninzusätzen auch eine bessere Futterverwertung errechnen.

5. Ein Übermaß an zugefüttertem Methionin bewirkt keine weitere Steigerung des Wachstums, sondern kann sogar Depressionen hervorrufen.

6. Bei Legehennen wird durch überhöhte Methioninfütterung die Legelei-

* — darunter einige des eigenen Instituts. —

stung nicht verbessert. Es ist auch keine besondere Einwirkung auf Schlupffähigkeit und Mauserzeit festzustellen.

7. Antibiotika können den Methioninbedarf nicht herabsetzen.

8. Als mittlere Bedarfszahlen sind nach FANGAUF [6] etwa die folgenden Werte zu betrachten:

	Küken (4—8 Wochen)	Legehennen
Protein	20%	17%
Methionin	0,5%	0,37%
Cystin	0,3%	0,19%

9. Diese Mindestgehalte sollten durch Zusatz von synthetischem Methionin zum Futter sichergestellt werden.

Versuchsplan

Die Verbesserung der Eiweißwertigkeit und des Fütterungsergebnisses sowie die Stimulation der Wachstumsgeschwindigkeit, lauter bedeutsame Merkmale der Methioninzugabe für die Anwendung in der Fütterungstechnik, machen es der Tierernährungswissenschaft zur Aufgabe, die Vorgänge des *Methioninhaushalts und -Stoffwechsels* sowohl beim vollwertig wie ausschließlich pflanzlich ernährten Tier genauestens zu untersuchen und aufzuklären.

Für die Kenntnis der grundlegenden Zusammenhänge ist es unerläßlich, eine exakte Vorstellung zu gewinnen, wie hoch der inkorporierte Anteil des Nahrungsmethionins sich erstellt, wo es im Körper vornehmlich zur Wirkung kommt und welche Anteile, mit wie hoher Geschwindigkeit, in organischer oder bereits mineralisierter Form, in Kot und Harn zur Ausscheidung kommen. Dabei ist zu erwarten, daß vollwertig ernährte Tiere eine zusätzliche Methioningabe in anderer Weise verwenden werden als solche, die ausschließlich pflanzliches Eiweiß erhielten.

Zur Behandlung dieser Fragen applizierten wir an verschiedenartig ernährte *Jungschweine und Legehennen* stomachal eine d, l-^{35}S-Methioninverbindung, deren signiertes Schwefelatom es ermöglichte, die Vollbilanz und — nach anschließender Schlachtung — ein Verteilungsmuster des Methionins aufzustellen. Bei den Hühnern wurde außerdem die Einwanderungsgeschwindigkeit ins Gelege untersucht.

Wir danken an dieser Stelle Herrn Prof. Dr. MAURER von der Medizinischen Universitätsklinik Köln, der uns durch Biosynthese das Methioninpräparat herstellte und dadurch die vorliegende Arbeit ermöglichte.

Es kamen zwei Versuche zur Durchführung:

1. *Schweineversuch* (Bild 1) (2 Jungschweine von 14 Wochen)

Fütterung:

Schwein T pro Tag: 600 g Gerstenmehl + 200 g Magermilchpulver
= 0,28% Methionin + 0,21% Cystin

Schwein P pro Tag: 800 g Gerstenmehl
= 0,10% Methionin + 0,15% Cystin

Beiden Tieren wurde außerdem im Gerstenmehl ein Zusatz von 0,1 % Methionin verabreicht.

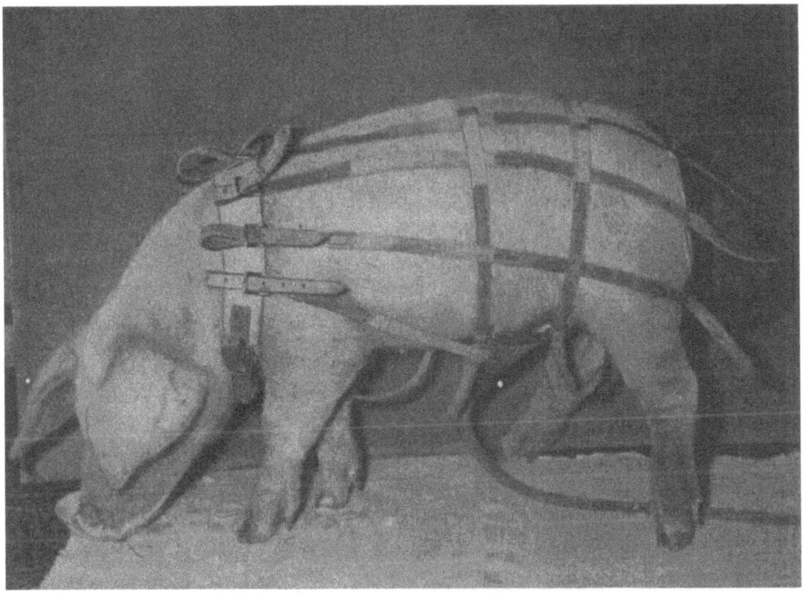

Abb. 1
Versuchsschwein mit Stoffwechselgeschirr

2. *Hühnerversuch* (Bild 2) (6 Legehennen in drei Gruppen)

Gruppe N (Normalgruppe) Futtermischung	Methionin %	Cystin %	*Gruppe M* (Methioningruppe ohne tier. Eiw.)	Methionin %	Cystin %
5 % Dorschmehl }	0,1800	0,0990	3 % Trockenhefe	0,0252	0,0162
4 % Fischmehl }			3 % Luzernemehl	0,0096	0,0102
3 % Trockenmilch	0,0243	0,0126	20 % Sojaschrot	0,1240	0,1320
3 % Trockenhefe	0,0252	0,0162	15 % Weizen	0,0315	0,0360
3 % Luzernemehl	0,0096	0,0102	8 % Hafer	0,0184	0,0152
15 % Weizen	0,0315	0,0360	18 % Mais	0,0378	0,0270
8 % Hafer	0,0184	0,0152	20 % Milo	0,0320	0,0400
22 % Mais	0,0462	0,0330	10 % Weizenkleie	0,0170	0,0190
20 % Milo	0,0320	0,0400	3 % Mineralstoffe *		
10 % Weizenkleie	0,0170	0,0190			
4 % Sojamehl	0,0247	0,0264			
3 % Mineralstoffe *					
S	*0,4090*	*0,3076*	S	*0,2955*	*0,2956*
			+ 0,1 % Methionin	*0,3955*	*0,2956*

* *Mineralstoffe* 1 % $CaCO_3$, 1 % $CaHPO_4$, 1 % Holzkohle

Gruppe M + A Methioningruppe M + Aurofac	% Methionin	% Cystin
Futtermischung wie Gruppe M + 0,35 % Aurofac**	0,3955	0,2956

** *Aurofac* 4 g Aureomycin + 4 mg Vit. B 12 pro kg

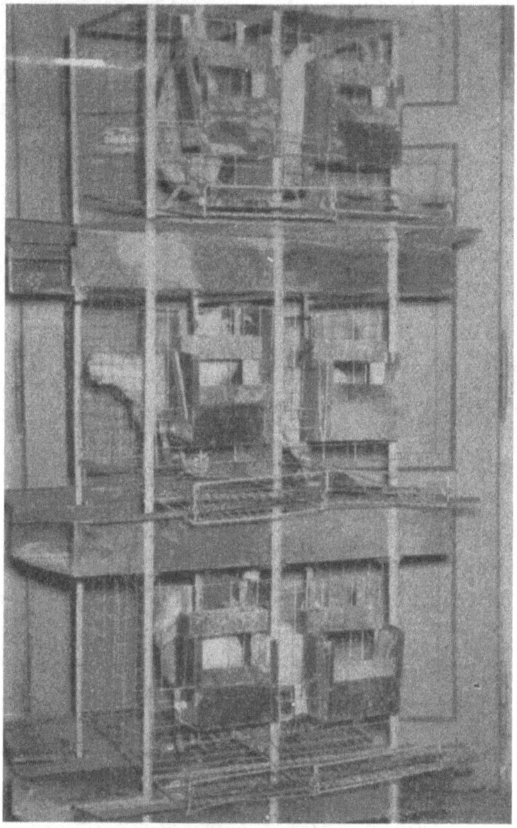

Abb. 2
Hühnerversuchsbatterie

Nach 14-tägiger Vorfütterungsperiode wurde den Schweinen mit dem Futter peroral — wegen der großen Schwierigkeit, bei Schweinen eine Schlundsonde einzuführen — je 1,5 mC *Radiomethionin* appliziert. Die Hühner bekamen enteral mit dem Schlundrohr pro Tier 0,4 mC verabreicht. In 6-stündigen — und nach 3 Tagen 12-stündigen Zeitabständen — wurden anschließend von sämtlichen Tieren die Kot- und Harnproben entnommen. Aliquote Teile des Harns kamen gleich zur Oxydation des organisch gebundenen Schwefels nach SZABO und ORSES[26] in Kjeldahlkolben, wo sie mit Salpetersäure + Ka liumchlorat aufgeschlossen wurden. Nach Abrauchen der restlichen Salpetersäure durch HCl fällten wir den als SO_4'' vorliegenden Schwefel mit $BaCl_2$ in der Hitze und ließen eine Zeitlang auf dem Sandbad bei 60° stehen zur Erzielung eines grobkristallinen Niederschlages. In einer gleichen Harnprobe wurde der anorganische SO_4''-Schwefel unmittelbar, ohne Aufschluß, als $BaSO_4$ ausgefällt. Die Kotproben kamen zunächst bei 80° in den Trockenschrank. Später wurden sie im Mörser und Starmix zerkleinert und lufttrocken gewogen. Zur Bestimmung des anorganischen Schwefels übergossen wir 0,5 g Trockenkot mit 100 cm^3 5%iger HCl und kochten eine Stunde unter dem Rückflußkühler. Nach Abfiltrieren des Ungelösten wurde der SO_4''-Schwefel gefällt. Zur Gesamtschwefelbestimmung wurden 0,5 g der zuerst anfallenden Proben, die zumindest bei den Hühnern besonders hohe Aktivitäten erwarten ließen, in der JKA-Universalbombe nach Wurzschmitt alkalisch verbrannt. Die anderen Proben vermischten und bedeckten wir mit Soda zur Vermeidung von SO_2-Verlusten und veraschten sie bei 550° in der Muffel. Der in Form von SO_4'' vorliegende Gesamtschwefel wurde anschließend wiederum als $BaSO_4$ gefällt' Die Filtration und weitere Aufarbeitung des Niederschlages sowie die Messung seiner Aktivität im Geiger-Müller-Zählrohr wurde an anderer Stelle schon mehrfach ausführlich beschrieben [5; 8; 9; 10], so daß wir hier darauf verzichten können.

Sämtliche gemessenen Aktivitäten wurden korrigiert auf:

1. Auflösungsvermögen des Gerätes (Abb. 3)
2. O-Effekt
3. Zählrohrbeschaffenheit
4. Selbstabsorption und Präparatdicke (Abb. 4)
5. Halbwertszeitskorrektur (Abb. 5).

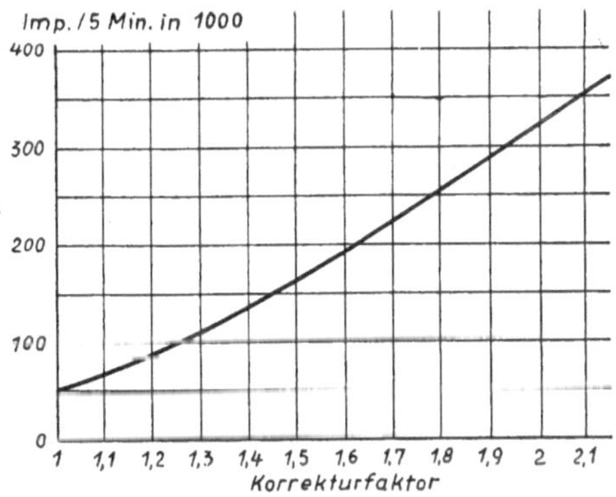

Abb. 3
Korrekturkurve für Auflösungsvermögen des Gerätes

Mit Hilfe der resultierenden Impulswerte errechneten wir nun den prozentualen Anteil der verschiedenen Ausscheidungen, Organe und Gewebe an der gesamten verabreichten Aktivität und Methioninmenge.

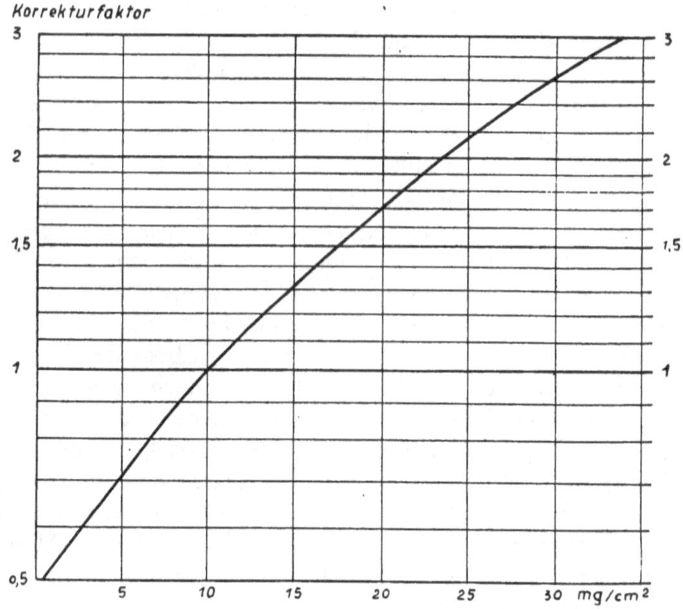

Abb. 4
Korrekturkurve für Selbstabsorption und Präparatdicke

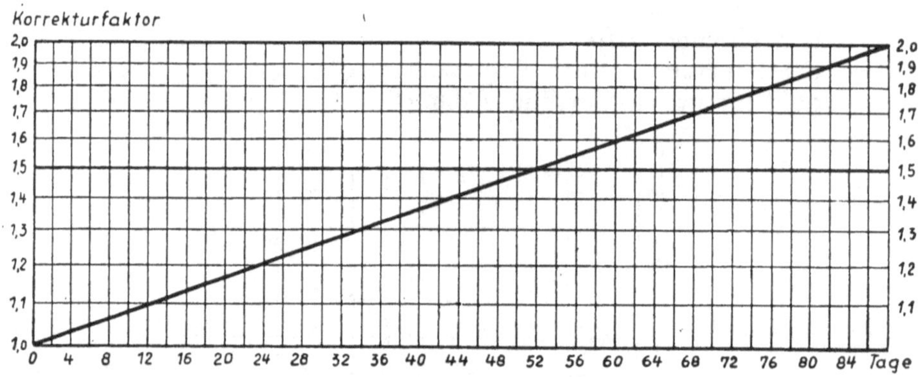

Abb. 5
Halbwertskurve des ^{35}S

Ergebnisse

1. Schweineversuch:

Die grundlegenden Isotopenversuche von SCHÖNHEIMER [23] u. Mitarb. zeigten, daß die Moleküle und Bestandteile des Tierkörpers in einem ständigen Orts- und Funktionswechsel begriffen sind, indem sie untereinander austauschen und sich fortwährend durch Nahrungsaufnahme, Harn- und Schweißausscheidung erneuern. Diese Dynamik des Stoffwechsels und der Substanzerneuerung macht es notwendig, sowohl den mengenmäßigen wie den zeitlichen Ablauf der Aufnahme und Ausscheidung von Nahrungsstoffen genauestens zu erforschen. Beim Methionin ist dies durch die bekannten Arbeiten von TARVER, SCHMIDT und REINHARDT[28, 29] erfolgt, die an Ratten und Hunden Bilanz- und Verteilungsstudien mit ^{35}S-Methionin durchführten. Sie verfolgten dabei die Einwanderungsgeschwindigkeit des Methionins in die verschiedenen Organe und Gewebe sowie seine Umwandlungen in andere Verbindungen und stellten fest, daß der Übergang der Schwefelgruppe in Ge-

Tabelle 1. *Ausgeschiedenes ^{35}S-Methionin in Kot und Harn der Versuchsschweine T und P prozentual* zur *gesamten, applizierten Menge*

Probenahme nach Versuchsbeginn	*Schwein T*							
	Kot				*Harn*			
	Menge (lufttr.)	^{35}S in der Bindung als			Menge	^{35}S in der Bindung als		
d. h.	g	SO_4—S %	org. S. %	Ges.-S. %	ml	SO_4—S %	org. S. %	Ges.-S. %
6	59,03	0,070	0,370	0,440	204	30,90	0,66	31,56
12	—	—	—	—	—	—	—	—
18	32,11	0,056	1,470	1,526	330	11,14	1,24	12,38
24	21,81	0,020	4,072	4,092	308	6,34	0,88	7,22
1 6	35,10	0,163	2,876	3,039	—	—	—	—
1 12	55,14	0,169	3,061	3,230	257	3,70	0,72	4,42
1 18	61,15	0,038	1,774	1,812	—	—	—	—
2 0	18,11	0,467	0,354	0,920	161	1,52	0,18	1,70
2 6	61,57	0,036	0,604	0,640	370	1,70	0,13	1,83
2 12	12,91	0,010	0,214	0,224	171	0,60	0,21	0,81
3 0	119.54	0,122	0,775	0,897	380	1,70	0,05	1,75
3 12	33,14	0,002	0,192	0,194	114	0,44	0,01	0,45
4 0	120,16	0,005	0,450	0,455	612	2,30	0,03	2,33
4 12	54,02	0,072	0,020	0,092	195	0,51	0,12	0,63
5 0	55,91	0,020	0,066	0,086	320	0,75	0,12	0,87
5 12	27,38	0,015	0.032	0.047	485	0.64	0,03	0,67
S		1,265	16,429	17,694		62,24	4,38	66,62
	Schwein P							
6	25,92	0,003	0,027	0,030	610	22,14	0,32	22,46
12	59,88	0,035	0.310	0,345	216	14,37	1,17	15,54
18	54,79	0,116	0,693	0,809	164	4,80	0,19	4,99
24	43,81	0,196	6,464	6,660	375	4,84	0,09	4,93
1 6	—	—	—	—	—	—	—	—
1 12	32,40	0,059	4,886	4,945	275	5,82	0,75	6,57
1 18	30,63	0,097	2,171	2,268	206	1,17	0,13	1,30
2 0	19,29	0,413	1,143	1,556	169	1.31	0,26	1,57
2 6	45,60	0,017	0,470	0,487	78	0,68	0,20	0,88
2 12	16,99	0,191	0,199	0,390	41	0,21	0,06	0,27
3 0	163,36	0,130	1,637	1,767	232	1,11	0,09	1,20
3 12	86,05	0,242	0,520	0,762	266	1,13	0,02	1,15
4 0	90,14	0,110	0,138	0,248	212	0,49	0,01	0,50
4 12	81,18	0,094	0,082	0,176	470	1,20	0,09	1,29
5 0	89,15	0,064	0,034	0,098	320	0 41	0,12	0,53
5 12	7,02	0,030	0,014	0,044	540	0.53	0,13	0,66
S		1,797	18,788	20,585		60,21	3,63	63,84

webeprotein, in die Peptidbindung oder in Cystin und Taurin sehr schnell erfolgt und daß die Leber nicht lebensnotwendig ist für die Synthese von Gewebeprotein; denn auch nach ihrer Exstirpation wurden aus der markierten Aminosäure in gleichem Ausmaß Globuline und in geringerer Form Albumine gebildet.

Die Ergebnisse des Bilanzversuches mit Schwein T (+ tierischem Eiweiß) und P (nur pflanzliches Eiweiß) sowie die Ausscheidungsgeschwindigkeit der verschiedenen Methioninkomponenten sind in Tabelle 1, Abb. 6 und 7 dargestellt. Der 132 Stunden nach der Applikation noch in den verschiedenen Organen und Geweben des Tierkörpers aufgefundene Anteil des Methionins ist prozentual zur gesamten verabreichten Aktivität aus Tabelle 2 zu ersehen.

Übersichtstabelle 1 zeigt, daß die Methioninausscheidung durch den Harn unmittelbar nach der Aufnahme der Aminosäure schon einsetzt. Nach 48 Stunden bereits hat der größte Anteil des Harnschwefels den Tierkörper, zu rund 94% in anorganischer Form, verlassen.

Dies erklärt auch gewisse Erscheinungen, die nach persönlicher Mitteilung bei noch unveröffentlichten Versuchen von Herrn Prof. Dr. R. Müller (Bonn, Institut für Anatomie und Physiologie der Haustiere) beobachtet wurden. Dort zeigte sich schon kurz nach der Verabreichung von Methioninpräparaten an Schweine im Harn der Tiere eine stark erhöhte Stickstoff-Ausscheidung. Es handelt sich hier wohl im wesentlichen um den Amino-N des mineralisierten Methionins. Die viel geringeren Aktivitäten des Harns, die bis zu Ende des Versuches ziemlich unverändert blieben, dürften weitgehend dem natürlichen Austausch und Ersatz der Körpersubstanz entstammen.

Beim Kotschwefel liegen umgekehrt etwa 92% in organischer Bindung vor. Die Hauptausscheidung setzt nach 18 Stunden ein und endet etwa mit dem zweiten Tag, um bis Ausgang des Versuches auf unwesentliche Beträge herabzusinken.

Tabelle 2. *Verteilungsmuster des Methioninschwefels in den Organen und Geweben der Versuchstiere*

Organ oder Gewebe	Schwein T % d. ges. appliz. Aktiv.	Schwein P % d. ges. appliz. Aktiv.
Knochen	4,23	4,04
Fleisch	4,81	5,28
Haut und Fett	0,75	0,65
Magen u. Därme	1,35	1,46
Borsten	0,39	0,31
Leber	1,91	1,81
Niere	0,22	0,18
Lunge	0,36	0,31
Herz	0,15	0,14
Gehirn	0,02	0,02
Blut	1,50	1,36
S	15,69	15,58

Beim Vergleich der beiden Versuchstiere ist zu erkennen, daß Schwein T einen höheren Betrag an Harnschwefel, Schwein P etwa die gleiche Menge

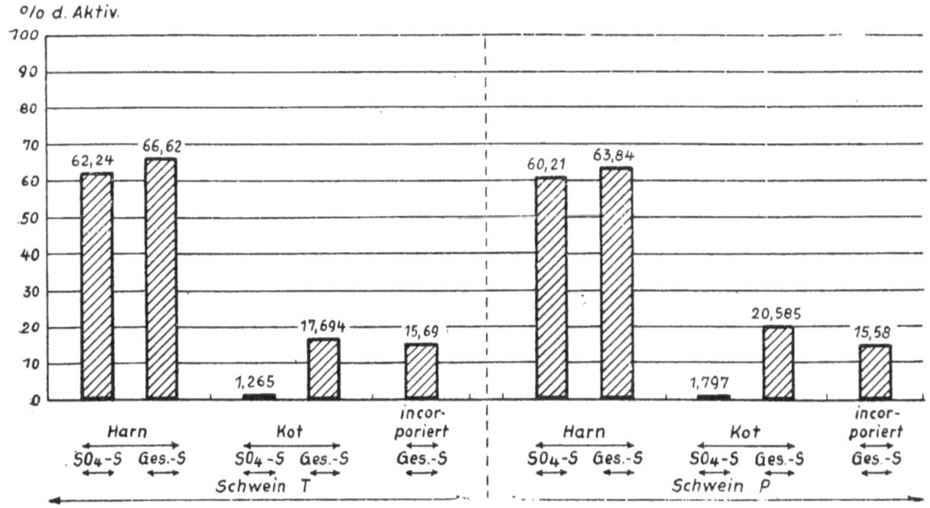

Abb. 6

Verbleib des peroral verabreichten ^{35}S-Methionins im Stoffwechsel des 1. mit tierischem Eiweiß, 2. nur mit pflanzlichem Eiweiß, ernährten Schweines

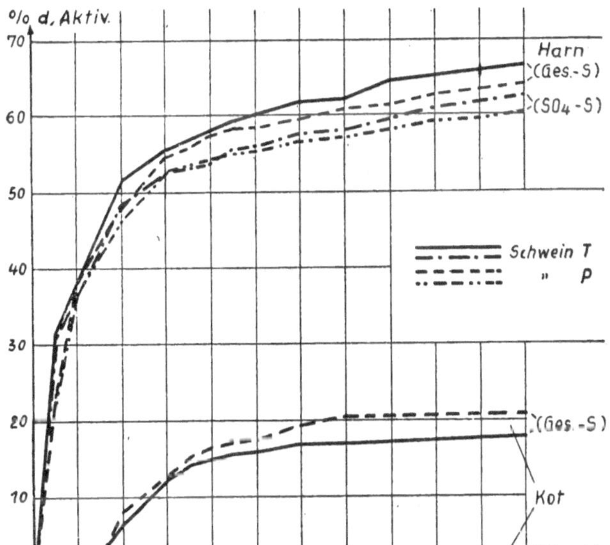

Abb. 7

Ausscheidungsgeschwindigkeit des Radiomethionins durch Kot und Harn bei Schwein T und P (SO_4- und Ges.-S getrennt)

mehr an Kotschwefel ausgeschieden hat. Die Anteile des inkorporierten Methionins, die aus Tabelle 2 hervorgehen, sind bei beiden Tieren praktisch dieselben. Die spezifische Aktivität ist am höchsten bei Leber, Borsten, Niere und Skelett.

Zusammenfassend ist zu sagen, daß etwa $^2/_3$ des applizierten Methioninschwefels vorwiegend anorganisch im Harn erschienen, knapp 20%, meist organisch gebunden, im Kot anfielen und etwa 15% retiniert wurden. Die *Ausnutzung des Methionins* war also zahlenmäßig bei dem nur pflanzlich ernährten Tier keineswegs besser als bei dem vollwertig gefütterten. Eine Einschränkung ist vielleicht zu machen insofern, als nach Tabelle 3 bei Schwein P im Reineiweiß der Leber eine höhere Aktivität gefunden wurde als bei Schwein T.

Tabelle 3. *Aktivität im Leberreineiweiß der Versuchstiere*

	Leber-reineiweiß Schwein T	Leber-reineiweiß Schwein P
Korrigierte Impulse in 10 g	4779	5379
Aktivität des gesamten Leberreineiweißes rel.	*100*	107,1

Auf Grund der Bilanzergebnisse ist es jedoch als unwahrscheinlich anzusehen, daß das Methionin bei der Schweinefütterung ohne tierisches Eiweiß in stärkerem Maße allein limitierend gewirkt hat.

2. *Hühnerversuch:*

Tabelle 4, sowie Abb. 8 und 9 zeigen das Resultat des Bilanzversuchs und die Ausscheidungsgeschwindigkeit des Methionins bei den 3 Hühnergruppen. Tabelle 5 enthält das Verteilungsmuster des incorporierten Radiomethionins in den Organen und Geweben der Versuchstiere.

Die stärksten Aktivitäten erschienen bereits während der ersten 24 Stunden, um dann bis zu Ende des Versuchs allmählich abzuklingen. Die Gesamtausscheidung betrug 91—94,5%, davon etwa $^5/_6$ in organischer und $^1/_6$ in anorganischer Bindung, was auf einen stärkeren Kot- und geringeren Harnanteil schließen läßt.

Die höchste Ausscheidung zeigte Gruppe N mit 94,6% gegenüber Gruppe M mit 91,2% und — M + A mit 93,9%. Von den normal ernährten Tieren war gegen Ende des Versuchs, wie aus Abb. 9 ersichtlich, 4,36% des Methionins incorporiert, von den Methionin-Hühnern 7,77% und von der Methionin-Aurofac-Gruppe 4,65%. Die höchsten spezifischen Aktivitäten fanden sich in gleicher Reihenfolge in Leber, Niere, Lunge, Skelett und Därmen.

Tabelle 4. *Ausscheidung des ³⁵ S-Methionins im Kot der Hühnerversuchsgruppen N, M und M + A prozentual zur gesamten, applizierten Menge*

Probenahme nach Versuchsbeginn d.	h.	*Gruppe N (Kot)* Menge (lufttr.) g	^{35}S in der Bindung als SO_4—S %	org. S. %	Ges.-S. %	*Gruppe M (Kot)* Menge (lufttr.) g	^{35}S in der Bindung als SO_4—S %	org. S. %	Ges.-S. %
	6	8,72	3,082	22,848	25,930	8,38	3,336	8,100	11,436
	12	13,80	3,143	18,703	21,846	18,75	4,172	53,827	57,999
	18	38,33	4,058	28,865	33,923	26,73	3,849	5,320	9,169
	24	23,71	0,919	2,203	3,122	29,18	0,966	3,537	4,503
1	6	17,45	0,592	0,095	0,687	18,57	0,354	0,166	0,520
1	12	19,17	0,510	0,338	0,848	17,72	0,269	0,318	0,587
1	18	34,27	0,482	0,230	0,712	14,52	0,324	0,183	0,507
2	0	30,02	0,276	0,803	1,079	7,40	0,316	1,200	1,516
2	6	26,05	0,208	0,418	0,626	21,44	0,160	0,083	0,243
2	12	19,53	0,144	0,198	0,342	14,15	0,100	0,146	0,246
3	0	48,84	0,601	0,737	1,338	41,60	0,459	1,470	1,929
3	12	33,58	0,267	1,176	1,443	42,35	0,245	0,362	0,607
4	0	45,57	0,358	0,198	0,556	38,97	0,294	0,029	0,323
4	12	21,69	0,267	0,251	0,518	34,98	0,432	0,050	0,482
5	0	54,28	0,703	0,400	1,103	48,75	0,390	0,135	0,525
5	12	33,78	0,228	0,288	0,516	38,12	0,319	0,252	0,571
S			*15,838*	*78,751*	*94,589*		*15,985*	*75,178*	*91,163*
		Gruppe M + A (Kot)							
	6	6,19	1,160	2,763	3,923				
	12	24,26	5,405	62,891	68,296				
	18	52,00	3,595	7,688	11,283				
	24	27,26	1,141	0,870	2,011				
1	6	27,64	0,331	0,206	0,537				
1	12	42,59	1,237	1,054	2,291				
1	18	32,08	0,481	0,126	0,607				
2	0	16,05	0,096	0,150	0,246				
2	6	39,40	0,215	0,320	0,535				
2	12	10,06	0,075	0,120	0,195				
3	0	57,51	0,691	0,679	1,370				
3	12	43,51	0,312	0,738	1,050				
4	0	50,84	0,281	0,302	0,583				
4	12	36,09	0,313	0,049	0,362				
5	0	40,88	0,115	0,064	0,179				
5	12	39,81	0,156	0,241	0,397				
S			*15,604*	*78,261*	*93,865*				

Im Reineiweiß der Lebern wurde nach Angaben von Tabelle 6 die höchste Aktivität bei der Gruppe M + A gefunden.

Gruppe M zeigte nur einen geringen Vorsrpung gegenüber den normal ernährten Tieren. Aus all den Zahlen ist zu entnehmen, daß Gruppe M einen erheblich größeren Anteil des zugeführten Methionins incorporiert hat als die Normalgruppe oder auch als die neben dem Methionin noch mit Aurofac gefütterten Tiere. Die stärkste Konzentration des Radiomethionins im Leberreineiweiß wurde bei der Gruppe M + A gefunden, was auf eine besonders gute Verwertung der Aminosäure durch diese Tiere hindeutet.

Tabelle 5. *Verteilungsmuster des Methioninschwefels in den Organen und Geweben der Versuchstiere*

Organ oder Gewebe	Gruppe N Ø in %	Gruppe M Ø in %	Gruppe M + A Ø in %
Knochen	0,75	1,52	0,93
Fleisch	1,47	2,26	1,33
Haut + Fett	0,16	0,29	0,23
Därme	0,33	0,65	0,35
Federn	0,008	0,03	0,028
Leber	0,63	0,89	0,66
Niere + Eiapparat	0,54	1,24	0,49
Lunge	0,047	0,079	0,07
Herz	0,037	0,060	0,053
Magen	0,16	0,23	0,17
Blut	0,29	0,44	0,32
S	4,36	7,77	4,65

Tabelle 6. *Aktivität im Leberreineiweiß der Hühnerversuchsgruppen*

	Leberreineiweiß Gruppe N	Leberreineiweiß Gruppe M	Leberreineiweiß Gruppe M + A
Korrigierte Impulse in 10 g Leber	16 453	17 728	20 081
Aktivität des gesamten Leberreineiweißes rel.	*100*	100,75	104,9

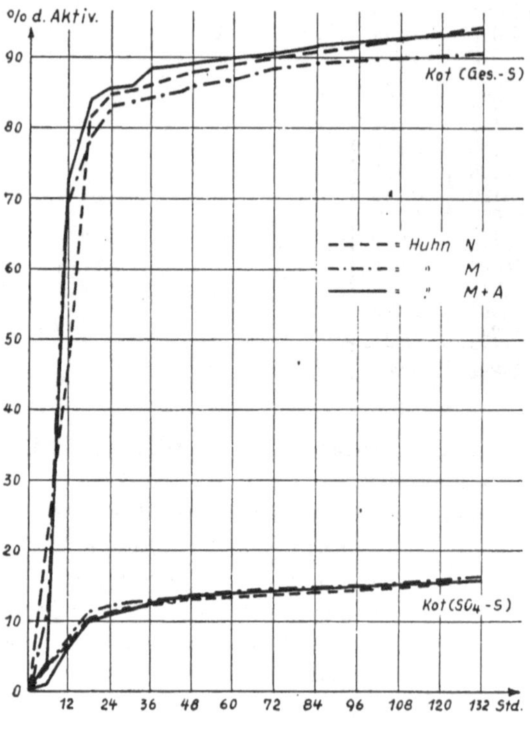

Abb. 8
Ausscheidungsgeschwindigkeit des Radiomethionins im Kot bei den Hühnergruppen N, M und M + A

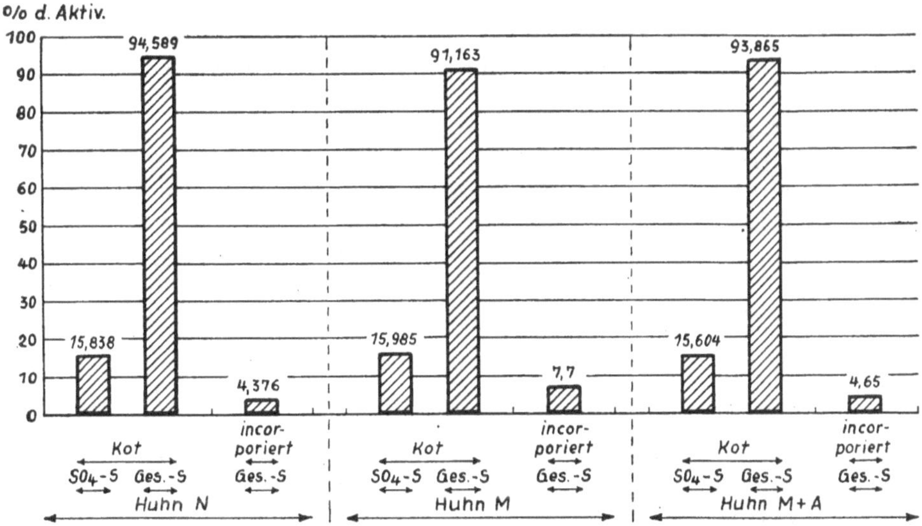

Abb. 9
Verbleib des enteral verabreichten ^{35}S-Methionins im Stoffwechsel der Hühnerversuchsgruppen N, M und M + A

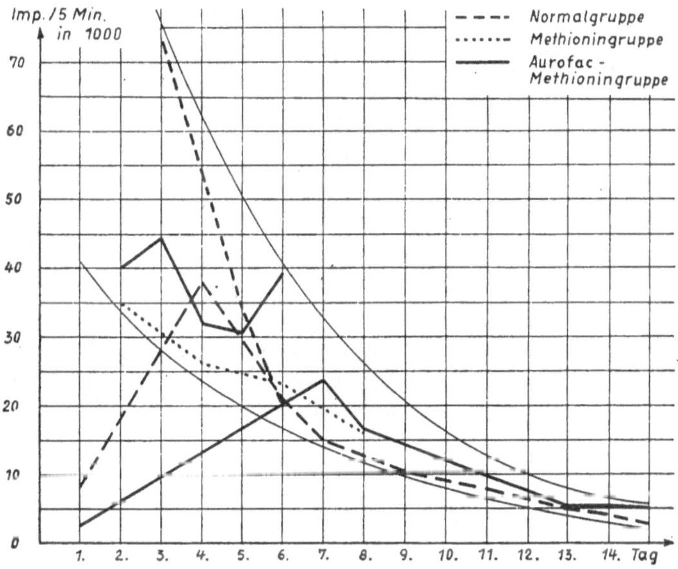

Abb. 10
Einwanderungskurve des ^{35}S-Methionins ins Gelege

Vielleicht ist diese Erscheinung auf den von manchen Autoren[18] vermuteten Effekt zurückzuführen, daß Vitamin B 12 als Komponente des Aurofac's aktivierend wirkt auf das Homocystein zur Bildung von Methionin. Es könnte so ein Teil des als entmethyliertes Homocystein vorliegenden Radiomethionins dem zusätzlichen Aufbau von Proteinmolekülen verfügbar geworden sein. Durch die intensivere Ausnutzungsfähigkeit würde so auch die geringere Retention des ^{35}S-Methionins durch die M + A-Tiere gegenüber Gruppe M erklärlich.

Es wurde auch in sämtlichen Eiern der Versuchstiere das eingewanderte Radiomethionin gemessen. Wie Abb. 10 darstellt, besaßen die Eier des 1. Versuchstages nur eine verhältnismäßig niedrige Aktivität. Am 2. und 3. Tag erschienen bereits die höchsten Impulswerte, während etwa vom 6. Tag an die Meßergebnisse wieder stetig absanken. Bis zum 6. Tag des Versuches war in den Gelegen der 3 Gruppen ziemlich gleichmäßig 0,28—0,34% des gesamten verabreichten Methioninschwefels wiedergefunden.

Autoradiographien

Zur Untersuchung der Verteilung des resorbierten Radiomethionins in der Leber, als dem bedeutsamsten Organ für den Aminosäurenstoffwechsel, fertigten wir Gefriermikrotomschnitte von der Leber sämtlicher Versuchstiere an. Diese wurden auf Objektträger gebracht, mit dünnen Glimmerfolien bedeckt und beidseitig mit feinkörnigem Röntgenfilm belegt. Nach 10-tägiger Einwirkungszeit ergaben sich die in Bild 11—15 dargestellten Autoradiogramme.

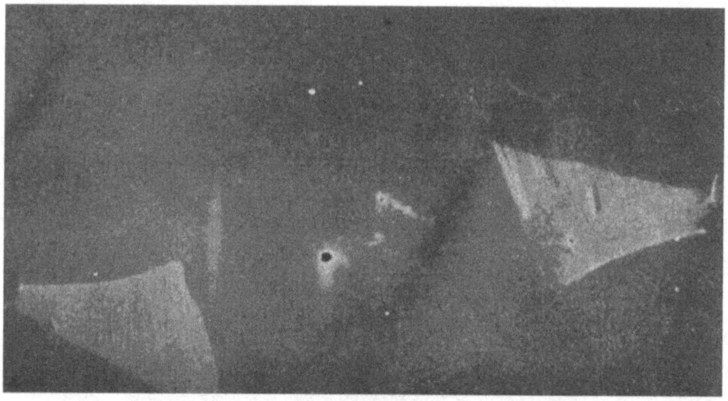

Abb. 11
Autoradiographie der Leber Schwein T

Durch mikroskopischen Vergleich mit den abgebildeten Ausgangspräparaten ist eine völlig gleichmäßige Verteilung der ^{35}S-Atome über das gesamte acinöse Gewebe festzustellen, wie ja auch nach Untersuchungen von TARVER und SCHMIDT [28] bekannt ist, daß der Schwefel als Methionin-S keine selektive Lokalisation eingeht.

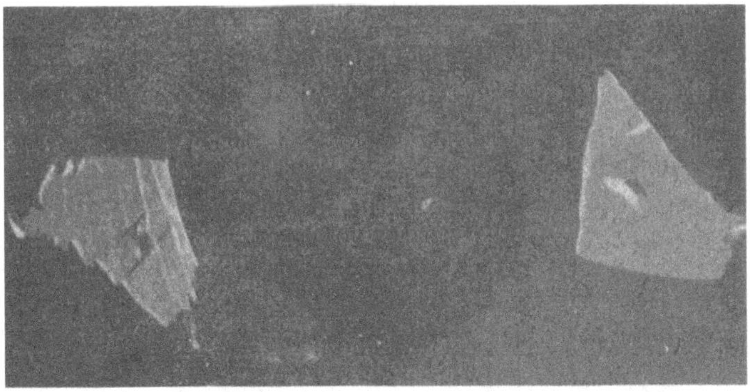

Abb. 12
Autoradiographie der Leber Schwein P

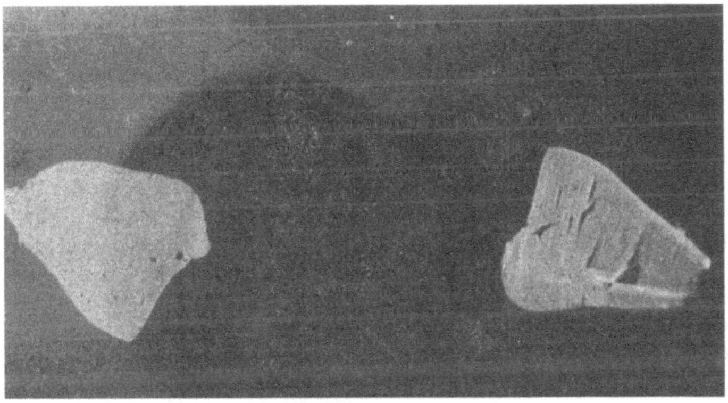

Abb. 13
Autoradiographie der Leber Huhn N

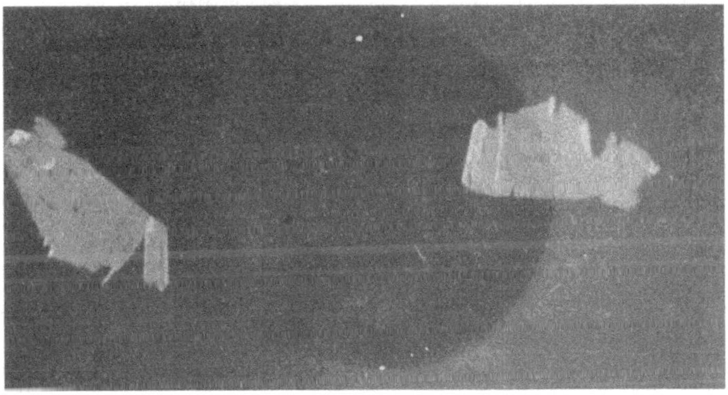

Abb. 14
Autoradiographie der Leber Huhn M

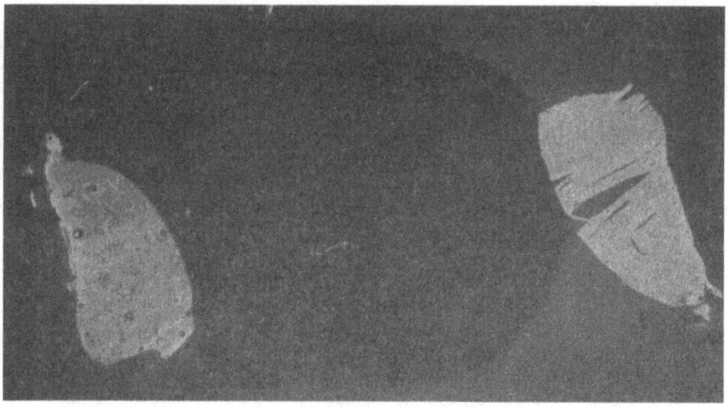

Abb. 15
Autoradiographie der Leber Huhn M + A

Zusammenfassung

1. Es wird ein kurzer Überblick gegeben über die physiologische Wirkung und Bedeutung des Methionins sowie über die wichtigsten Arbeiten, die zur Aufklärung seines Chemismus führten.

2. Zur exakten Kenntnis des Methionin-Haushalts sind Bilanz- und Verteilungsstudien erforderlich, die in ihrem Ansatz unter Verwendung radioaktiv markierter Verbindungen kurz beschrieben werden.

3. *Im Bilanzversuch bei 14-Wochen-Schweinen* gelangen in einem Zeitraum von $5^1/_2$ Tagen rund $^2/_3$ des Radiomethionins vorwiegend anorganisch im Harn zur Ausscheidung, wodurch sich auch das Ansteigen des Harn-N-Spiegels kurz nach der Verabreichung von Methionin erklärt. Knapp 20% erscheinen in vorwiegend organischer Bindung im Kot, und 15% werden in den verschiedenen Organen und Geweben des Tieres abgelagert.

4. Der vom Körper retinierte Anteil ist beim vollwertig und nur pflanzlich ernährten Schwein praktisch gleich, so daß die limitierende Bedeutung des Methionins in der Schweinefütterung auf Gerstenmehlbasis fraglich zu sein scheint. .

5. Im *Hühnerbilanzversuch* gelangten 91—94,5% des Radioschwefels im Kot zur Ausscheidung. Davon liegen etwa $^5/_6$ in organischer und $^1/_6$ in anorganischer Bindung vor. Am höchsten sind die Ausscheidungen der normal ernährten Tiere.

6. Umgekehrt wird von der nur mit pflanzlichem Eiweiß gefütterten Gruppe der größte Anteil incorporiert. Die Aurofac + Methionin-Gruppe zeigt dagegen die höchste Impulsausbeute im Reineiweiß der Leber. Es erscheint eine Aktivierung des vorliegenden Radiohomocysteins zu Radiomethionin unter Einfluß der Vitamin B 12-Komponente des Aurofacs möglich. Dies würde auch die verhältnismäßig geringe Retention des Methionins durch die M + A-Gruppe erklären.

7. Der wesentlich höhere Anteil des incorporierten Methionins bei der Gruppe M deutet darauf hin, daß Methionin im Eiweißstoffwechsel des Huhns vollwertigkeitsbegrenzend wirkt.
8. Das Gelege der verschiedenen Gruppen zeigt bis Ende der Versuchsperiode eine Impulszahl von durchschnittlich 0,30% der verabreichten Gesamtaktivität. Die höchsten Einzelwerte finden sich in den Eiern des 2. bis 4. Tages. Vom 6. bis zum 15. Tag nimmt die Aktivität der Eier gleichmäßig bis auf geringe Werte ab.
9. Autoradiographische Aufnahmen von Gefriermikrotomschnitten der Lebern sämtlicher Versuchstiere zeigen in allen Fällen eine ganz gleichmäßige Verteilung des Radioschwefels im gesamten Gewebe.

Literatur

1 ABDERHALDEN: Schweizer med. Wochenschrift 77 (1947) 629 u. Lehrbuch d. physiologischen Chemie 26. Auflage Basel 1948.

2 BARGER u. COYNE: Biochem. Journ. London 22 (1928) 1417.

3 BEST, HERSHEY u. HUNTMAN: Journ. Physiology 75 (1932) 56.

4 D. W. BOLIN, C. F. PETERSEN, C. E. LAMPMAN, O. E. STAMBERG: Chick growth response resulting from methionine additions to various protein-supplements with pea protein. Poultry Science 25 (2) 157 1946.

5 L. V. ERICHSEN u. R. MÜLLER: Methodik des Arbeitens mit dem radioaktiven Schwefelisotop ^{35}S. Angew. Chemie, 64. Jahrgg. 21, 580 (1952).

6 R. FANGAUF: Geflügelfütterung; Eugen Ulmer Stuttgart 1953.

7 H. FINK u. A. HOCK: Bedingungen für eine, durch l-Cystin zu verhütende, ernährungsbedingte Leberschädigung bei Ratten. Ztschr. f. Naturforschg. 2 b, 203, 1947.

8 H. HAVERMANN u. H. W. SCHARPENSEEL: Untersuchungen über die Phosphoraufnahme und -Ablagerung junger Schweine durch Etikettierung mit ^{32}P, Archiv f. Tierernährung, Bd. 2, Heft 6, 327.

H. HAVERMANN u. H. W. SCHARPENSEEL: Die Verteilung einer oral applizierten ^{32}P-Gabe im Körper von Legehennen. Archiv f. Geflügelkunde XVII. Jahrgg. Heft 1/2.

10 H. HAVERMANN u. H. W. SCHARPENSEEL: Bilanz- und Verteilungsstudien mit radioactiv markiertem ^{35}S-N-Äthylpiperidin-Penicillin beim Schwein und Huhn. Landw. Forschung 1953 (im Druck).

11 HERSHEY u. SOSKIN: Amer. Journ. Physiol. 98 (1931) 74.

12 JACKSON u. BLOCK: Journ. Biol. Chem. London, 98 (1932) 465.

13 KELLNER-SCHEUNERT: Grundzüge der Fütterungslehre S. 55, P. Parey, 1952.

14 H. H. MITCHEL u. BLOCK: Journ. Biol. Chem. Baltimore 163 (1946) 599.

15 J. H. MÜLLER: Proc. Soc. Exper. Biol. Med. N. Y. 19/1922, 161, Journ. Biol. Chem.

16 K. NEHRING: Probleme der Eiweißforschung und Tierernährung, Futter u. Fütterung Nr. 28, März 1953.

17 OSBORNE u. MENDEL: zit. b. Methionin, chemische u. medizinische Betrachtungen. Degussa-Festschrift „Aus Forschung und Produktion".

18 H. PATRICK: The effect of Homocystein, Methionine, Vitamin B 12 and Antibiotics in a Methionine deficient chick ration.

19 C. F. PETERSEN, C. E. LAMPMAN, D. W. BOLIN, O. E. STAMBERG: Methionine deficiency of alaska field peas for chick growth. Poultry Science 23 (4), 287 (1944).

20 W. C. ROSE, K. S. KEMMERER, M. WOMACK: Journ. Biol. Chem. 121. (1937), 403.

21 W. C. ROSE: The nutritive significance of the amino acids, Physiol. Rev. 18, 109, (1928).

22 G. ROTHES, H. HAVERMANN, R. HEYMER, H. FINK u. I. SCHLIE: Fütterungsversuche an Schweinen mit Hefe unter Cystinzulage. Brauwissenschaft, Heft 3, 1953.

[23] R. SCHOENHEIMER: The dynamic state of body constituents. Havard University-Press, Cambridge 1942.

[24] S. SCHOLTYSSEK: Die Rolle des Methionins in der Geflügelfütterung. Archiv f. Geflügelkunde XVII. Jahrgg., Heft 7/8.

[25] J. A. STEKOL u. K. J. WEISS: J. Biol. Chem. 175 (1948) 405; 179 (1949) 67.

[26] Z. SZABO u. S. ORSES: Magyar Kèmiai Folyoirat 56, 173/74 (1950), zit. n. Chem. Centralbl. 1951, II, 113.

[27] H. TARVER u. C. L. A. SCHMIDT: Journ. of Biol. Chem. Baltimore 130 (1939), 67.

[28] H. TARVER u. C. L. A. SCHMIDT: Journ. of Biol. Chem. 130, 67 (1939) u. 146, 69 (1942).

[29] H. TARVER u. W. O. REINHARD: Journ. of Biol. Chem. 167, 395 (1947).

[30] V. DU VIGNEAUD, J. P. CHANDLER u. A. W. MOYER: The inability of creatine and creatinine to enter into transmethylation in vivo. Journ. Biol. Chem. 1939, (1941) 917.

[31] V. DU VIGNEAUD, W. G. KILMER, I. R. RACHELE u. M. COHN: Journ. of Biol. Chem. 155. (1944) 645.

[32] WEICHSELBAUM u. STEWART: Nature (London) 129, (1932) 795.

[33] I. W. WEST, C. W. CARRICK, S. M. HAUGE, E. T. METZ: The relationship of Choline and Cystin to the Methionine-requirement of young chickens. Poultry Science 30 (6) 880 (1951).

[34] A. WHITE u. E. F. BEACH: Journ. of Biol. Chem. 122 (1937) 219.

Aus dem Institut für Tierphysiologie und Tierernährung der Universität Göttingen
(Direktor: Prof. Dr. Dr. LENKEIT)

HEINRICH BRUNE

FEHLERNÄHRUNG MIT RÜBENBLATTSILAGE UND TROBLAKO

Experimenteller Rübenblattdurchfall beim Hammel unter Berücksichtigung von Adsorbentienbeifütterung

I. Mitteilung. Die organische Substanz des Futters

Es liegen zahlreiche Arbeiten über die Verfütterung von Rübenblattsilage und Troblako vor, die darauf hinzielen, dieses nährstoffmäßig so wertvolle wirtschaftseigene Futter so einzusetzen, daß der gefürchtete *Rübenblattdurchfall* vermieden wird. Dieses ist auf dem Wege der sogenannten *Fütterungsregulierung* durch mancherlei Maßnahmen zu erreichen. Diese bestehen in einer quantitativen Beschränkung der verfütterten Blattmenge, in einer Ergänzung der Ration mit einer ausreichenden Menge Heu, mit Mineralstoffen und Stopfmitteln (Adsorbentien) und der Empfehlung einer sauberen Gewinnung des Blattes.

Eigene Beobachtungen in Betrieben aus demselben Wirtschaftsraum mit annähernd gleichen Bodenverhältnissen ergaben, daß diese Maßnahmen nicht bei allen Tieren (Kühen) dieselbe Wirkung entfalteten. Darüber hinaus wurde beobachtet, daß in ein und demselben Stall bei gleicher Fütterung nicht alle Tiere gleichzeitig die äußeren Symptome des Rübenblattdurchfalls zeigten. In den Betrieben konnten Zusammenhänge zwischen der Leistungshöhe und der Anfälligkeit der Kühe bezüglich des Rübenblattdurchfalls nicht ermittelt werden. Man muß ein gewisses *Regulationsvermögen des Einzeltieres* annehmen, das graduell verschieden die Folgen einer Fehlernährung mit Rübenblatt und seinen verschiedenen konservierten Formen auszugleichen vermag.

Die Ansichten über die *Ursachen des Rübenblattdurchfalls* gehen bei den einzelnen Autoren auseinander. Es kann nicht bezweifelt werden, daß der alimentär bedingte Rübenblattdurchfall nicht auf einen einzelnen Stoff zurückgeführt werden kann. Von den Autoren (l. c. 15) wird diese oder jene Ursache in den Vordergrund gestellt. So soll der Rübenblattdurchfall vornehmlich als dysbakterieller Gärungskatarrh im Darm [27] durch nicht völlig vergorene Kohlenhydrate ausgelöst werden oder auf eine mechanische Reizung durch Kalziumoxalat zurückzuführen sein. Eine chemische Reizung des Darmes durch Nitrate oder Oxalsäure wird diskutiert, bakterienreicher Schmutz als alleinige oder Hauptursache angesehen und dem hohen Rohproteingehalt des Blattes als Quelle einer Fehlentwicklung der Darmflora Bedeutung zugesprochen. Auch soll Ballastmangel bei Rübenblattfütterung die wesentliche Ursache des Rübenblattdurchfalls sein [30].

Der Rübenblattdurchfall kann demnach durch mehrere Faktoren gleichzeitig ausgelöst werden. Der Grund für das oftmalige Versagen einzelner Therapiemaßnahmen wäre dann wahrscheinlich in einer einseitigen symptomatischen Behandlung des Rübenblattdurchfalls zu suchen.

Der Rübenblattdurchfall ist *primär keine ausgesprochene Erkrankung* des Tieres, da er, wie Vorversuche ergaben, bei nur einwöchiger Fütterung von Schafen mit Rübenblatt durch sofortige Futterumstellung fast simultan aufgehoben wird. Er stellt deshalb das Anzeichen für eine *Fehlernährung* dar, die durch einen sinnvollen Ausgleich im Rahmen der Gesamtration zu vermeiden ist. Das schließt nicht aus, daß fortgesetzte Fehlernährung zu einer zunächst akuten und später chronischen Erkrankung des Tieres führen kann, die geeigneter Therapiemaßnahmen bedarf.

Der erste Teil dieser Arbeit umfaßt einige Versuche über die Verdaulichkeit der Nährstoffe des Rübenblattes beim Hammel bei einseitiger Fütterung mit Rübenblattsilage und Troblako (s. Tab. 13); im folgenden Teil der Arbeit soll auf den Mineralstoffwechsel bei dieser Art der Fehlernährung näher eingegangen werden.

Versuchsanordnung

4 Hammel wurden in Stoffwechselkästen nach den Richtlinien für Stoffwechselversuche [22] vorgefüttert und das Futter und die Ausscheidungsprodukte für jeweils eine zehntägige Versuchsperiode gesammelt und untersucht. Einige Versuche wurden als Dauerversuche bis zu 100 Fütterungstagen ausgedehnt, um periodische Veränderungen im Stoffwechsel der Tiere zu ermitteln. Die Versuchstiere blieben für die Dauer von fast zwei Jahren bei den längeren Versuchen dieselben. Zwischen den einzelnen Versuchsfolgen wurden Erholungsphasen mit Wiesenheufütterung und Kraftfutter eingelegt. Als Tränkwasser diente während der Versuche lediglich destilliertes Wasser, um den Mineralstoffwechsel bei einseitiger Fütterung voll erfassen zu können. Die Umweltbedingungen blieben während der Versuche stets dieselben. Die Analyse des Futters (Tab. 13) und der Ausscheidungsprodukte erfolgte, soweit nicht anders angegeben, nach dem Weender Analysenverfahren [18].

Zur Wahrung der Übersichtlichkeit sind die Einzeldaten der Versuchsperioden in den Tabellen 13—37 am Schluß dieser Arbeit zusammengefaßt Die im Text der Arbeit angeführten Werte beziehen sich auf diese sowie auf die Text-Tabellen 1—12. Die in diesem Teilabschnitt der Arbeit besprochenen Versuche sind in der folgenden Versuchsübersicht (Tab. 1) aufgeführt:

Experimente

1. Der prozentuale Trockensubstanzgehalt des Kotes in Abhängigkeit vom Futtermittel

Nach der üblichen Stoffwechselmethodik (Vorfütterung 10 Tage, Versuchsperiode 10 Tage) wurden mit zwei annähernd vergleichbar reagierenden Hammeln Versuchsfütterungen mit Rübenblattsilage und Troblako allein oder mit verschiedenen Zusätzen durchgeführt. Abb. 1 vermittelt einen Überblick über die Abhängigkeit der Mittelwerte des prozentualen Trockensubstanzgehaltes des Kotes von der Fütterungsart unter diesen Versuchsbedingungen.

Tabelle 1. *Versuchs-Übersicht*

Versuch Nr.	Grundfutter	Ergänzung	Tage Vorfütterung mit	
			Grundfutter	Ergänzung
1	4,5 kg Rübenblattsilage I	—	20	—
2		45 g Bolus alba	30	14
3	4,5 kg Rübenblattsilage II	—	20	—
4		100 g Bolus alba	30	10
5		50 g Aktivkohle	30	10
6	800 g Troblako I	—	18	—
7	150 g Haferstroh	50 g Bolus alba	28	10
8	1300 g Troblako II A	—	20	—
9	"	—	20	—
10	"	—	40	—
11	II B	50 g Bolus alba	50	10
12	"	55 g Zellulose	90 a)	10
13	"	—	90 b)	10
14	II A	2 g Cholesterin	30	10
15	II B	4 g Cholesterin	Versuch 14	10
16	1300 g Troblako III	—	10	—
17		—	20	—
18		—	30	—
19		—	40	—
20		100 g Bolus alba	50	10
21		—	10	—
22		—	20	—
23		4 g Heufett	30	10
24		30 g $CaCO_3$	50 c)	10

a) einschließlich Versuch 11.
b) einschließlich Versuch 14 u. 15.
c) einschließlich Versuch 23.

Der prozentuale Trockensubstanzgehalt des Kotes (K T S) ändert sich bei länger dauernder Fütterung innerhalb gewisser Grenzen. Da nun der KTS als äußerer Maßstab für das Auftreten eines Durchfalles gilt, muß man zunächst eine Grenze für ihn festsetzen, unterhalb derer man von Durchfall sprechen kann. Hammelkot ist unter normalen Fütterungsverhältnissen (z. B. Wiesenheu) geformt. Breiige oder flüssige Konsistenz des Kotes gilt als anormal. Bei einem KTS unter 28% (Fütterung mit Troblako oder Rübenblattsilage) hört die Ausscheidung von geformten Kotballen auf, bei einem KTS von 28 bis 31% ist der Kot weich, aber schon geformt und über 31% KTS in sich fest und geformt. Diese Werte lassen sich auf andere Fütterungsarten nicht ohne weiteres übertragen, stellen aber für die unten angeführten Experimente ein Kriterium für die Funktion der Koteindickung und die damit in Zusammenhang stehende Passagegeschwindigkeit des Speisebreies dar. Über die Påssagegeschwindigkeit in den Einzelabschnitten des Verdauungstraktes kann auf Grund dieser Werte nur wenig gesagt werden.

Auf Grund des KTS ist nicht ohne weiteres auf eine gestörte Verdauung zu schließen. Dafür sind die Faktoren, die die Kotbeschaffenheit und die Eindickung des unverdauten Speisebreis im Darm an sich beeinflussen zu sehr an die stoffliche Zusammensetzung der unverdaulichen Bestandteile der Nahrung gebunden. Spielen doch hier osmotische Werte, die Quellbarkeit, adsorptive Wasserbindung und das Volumen an sich eine wesentliche Rolle. Wesentlich aufschlußreicher für eine Verdauungsstörung als Folge einer Fehlernährung müßten die Verdauungskoeffizienten der einzelnen Nahrungsbestandteile sein.

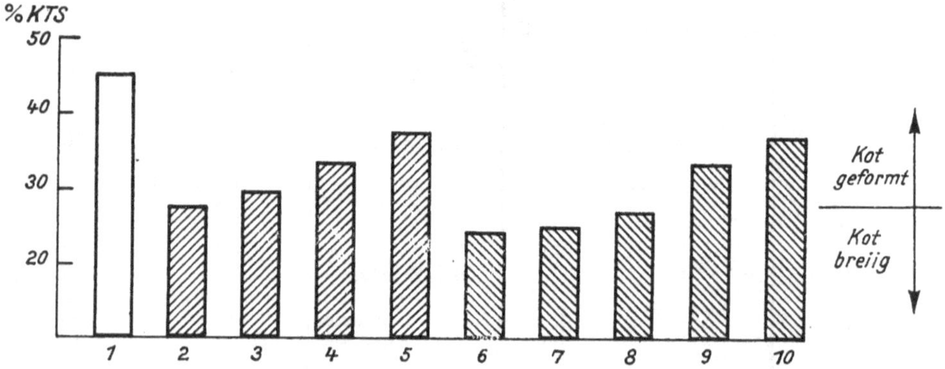

Abb. 1

1 Wiesenheu, 1000 g
2 Troblako, 1300 g
3 Troblako, 1300 g u. 50 g Bolus alba
4 Troblako, 800 g u. 150 g Haferstroh
5 Troblako, 800 g u. 150 g Haferstroh u. 50 g Bolus alba
6 Rübenblattsilage, 4,5 kg
7 Rübenblattsilage, 4,5 kg u. 45 g Bolus alba
8 Rübenblattsilage sandreich, 4,5 kg
9 Rübenblattsilage sandreich, 4,5 kg u. 50 g Aktivkohle
10 Rübenblattsilage sandreich, 4,5 kg u. 100 g Bolus alba.

Eine oberflächliche Betrachtung der in Abb. 1 dargestellten Werte des KTS könnten zu dem Schluß führen, daß durch Ergänzung des Rübenblattfutters mit einem Adsorbens (Bolus alba, Kohle) eine geregelte Verdauung und damit evtl. auch eine geregelte Ernährung des Tieres sichergestellt ist, da der KTS in diesen Fällen Werte erreicht, die einer normalen Kotkonsistenz bei anderen Fütterungsarten entspricht.

Durch Vermehrung des unverdaulichen Anteils des Futters (Ballast nach SETTEGAST) kann eine physikalische Stopfwirkung eintreten. So konnte in den Versuchen 6 und 7 bei gleichen Grundfuttermengen (Troblako und Haferstroh) der KTS von durchschnittlich 33,47% auf 37,41% durch Zulage von 50 g Bolus alba erhöht werden. Die Verdaulichkeit der organischen Substanz des Futters war in beiden Versuchen bei denselben Tieren etwa gleich.

Der analytisch bestimmbare „Sandanteil“ bei Rübenblattfütterung kann den KTS ebenso beeinflussen. Dabei ist noch zu bemerken, daß die aufgenommene Sandmenge nicht mit der Regelmäßigkeit im Kot wieder ausgeschieden wird, wie das bei den anderen unverdaulichen Bestandteilen der Nahrung der Fall ist. Sand wird vorübergehend im Pansen regelrecht abgelagert, um in bestimmten Zeitabständen meist bei erhöhtem Wassergehalt des Kotes in größeren Mengen als der zeitweiligen Aufnahme entspricht ausgeschieden zu werden.

Wesentlich für die Beurteilung der Fehlernährung gemessen an dem KTS ist die Versuchsdauer und laufende Kontrolle der Tendenz der KTS-Änderung. Die Ausdehnung der Versuchsdauer über ein gewisses Maß hinaus kann jedoch zu pathologischen Erscheinungen beim Versuchstier führen, die einen Vergleich mit den Erscheinungen der Fehlernährung als temporären unphysiologischen Zustand nur bedingt zuläßt.

2. *Prozentualer Trockensubstanzgehalt des Kotes und Harnmenge*

Bei fortlaufender Kontrolle der Wasseraufnahme, des KTS und der Harnmenge zeigt sich bei dieser Versuchsfütterung, daß eine Beziehung zwischen dem KTS und der Harnmenge besteht, besonders wenn der KTS Werte unter 30% erreicht. Steigt der KTS bis 30% und mehr, so folgt mit Zunahme der besseren Kotformung eine vermehrte Harnausscheidung. Die Tiere schränken ihren Wasserkonsum in diesem Falle kaum ein und es kommt zu der von LENKEIT [20] besprochenen Diurese. Die Diskussion dieser Erscheinung erfolgt in den Fortsetzungen dieser Arbeit im Zusammenhang mit dem Mineralstoffwechsel.

3. *Die Verdaulichkeit der organischen Substanz*

Die Verdaulichkeit der organischen Substanz bei Rübenblattsilagefütterung ändert sich in gewissen Grenzen korrespondierend mit dem KTS, wie aus Tabelle 2 hervorgeht.

Tabelle 2. *Verdaulichkeit der organischen Substanz*

4,5 kg Rübenblattsilage

Versuch Nr.	Ergänzung	Hammel	KTS	Verd.-Koeff. %	Hammel	KTS	Verd.-Koeff. %
1	—	A	22,6	73,99	B	27,2	78,08
2	45 g Bolus	A	17,0	72,79	B	35,3	75,10
3	—	A	21,2	64,65	B	35,0	71,45
4	100 g Bolus	A	30,9	55,76	B	45,0	51,73
5	50 g Aktivkohle	C	36,5	64,44	D	30,7	62,80

In Versuch 1 und 2 (Tab. 14 u. 15) wurde eine Rübenblattsilage mit 5,98% Sand, in Versuch 3 bis 5 (Tab. 16—18) eine solche mit 16,05% Sand in der Trockensubstanz verfüttert. Das Rübenblatt stammte von derselben Anbaufläche eines Betriebes. Es wurde 1951 im Zeitabstand von 14 Tagen geerntet und in 2 getrennte Betonsilos einsiliert. Silage I wurde aus Rübenblatt gewonnen, das bei trockenem Wetter, Silage II aus Rübenblatt, das bei Regenwetter eingebracht wurde.

Die Zufütterung von Bolus alba (Versuch 2 B) führte zu einer Erhöhung der Verdaulichkeit der organischen Substanz (Vergleich: Versuch 1) bei gleichzeitig erhöhtem KTS. Bei Hammel A fiel der KTS und auch die Verdaulichkeit der organischen Substanz nach Bolus-Beifütterung. Die Änderung der Verdaulichkeit der organischen Substanz in diesen Versuchen bewegt sich nur in engen Grenzen.

In Versuch 4 (Tab. 17) wird zwar im Vergleich mit Versuch 3 (Tab. 16) der KTS wesentlich erhöht, es wird ein geformter Kot gebildet, doch wird die Verdaulichkeit der organischen Substanz infolge übermäßiger Steigerung des „Sandgehaltes" durch Bolus herabgesetzt. Bei parallel eingesetzten Versuchstieren (Versuch 5) blieb die Höhe der Verdaulichkeit der organischen Substanz im Vergleich mit Versuch 3 nach Aktivkohle-Beifütterung im wesentlichen erhalten.

Aus diesen Versuchen ist zu folgern, daß bei hohen Bolus-Ergänzungen des Futters eine feste Kotbeschaffenheit zu erzielen ist. Die äußeren Zeichen des Durchfalles sind behoben. Die Verdaulichkeit der organischen Substanz ist jedoch herabgesetzt. Es handelt sich hier um eine durch übermäßige Adsorbentientherapie verschleierte Störung der Verdauungstätigkeit, wenn die Höhe des KTS zur Beurteilung einer geregelten Verdauung allein als Maßstab dient.

Eine Ausdehnung der einseitigen Silagefütterung über 70 Tage führte bei zwei im Versuch stehenden Tiere zu einer Herabsetzung der Futteraufnahme und apathischen Verhalten der Hammel bei ständigem Wechsel zwischen Durchfall und Verstopfung. Die Futterumstellung auf Heu und Kraftfutter führte innerhalb von zwei Monaten zu keiner wesentlichen Erholung der Tiere. Der anfänglich nur schwache Wollausfall nahm während der Erholungsphase ständig zu.

Unter gleichen Fütterungs- und Haltungsbedingungen wurden im Laufe von 2 Jahren, unterbrochen durch längere Erholungsphasen mit Heu und Kraftfutterfütterung, mit 4 Hammeln Verdaulichkeitsversuche bei reiner Troblakofütterung durchgeführt. In Abb. 2 ist die Veränderung des KTS der Versuchsfolge mit Troblako II A und B aus Mittelwerten 10-tägiger Versuchsperioden graphisch dargestellt. Tab. 3 enthält die zugehörigen Werte der Verdaulichkeit der organischen Substanz für die Versuchsfolge 8 bis 15 (Tab. 21—28).

Verfolgt man den KTS im Laufe der Versuchsperioden, so ändert sich dieser allgemein während der ersten 20 bis 30 Tage der Troblakofütterung weit sprunghafter als in der Folgezeit. Die Tiere passen sich der Versuchsfütterung in gewissem Grade an. Innerhalb des Zeitraumes der leichten Regulationsmotilität der Hammel gegen einseitige Troblakofütterung wurde der Einfluß verschiedener Futterergänzungen: Bolus alba, Cholesterin, Heufett (Ätherextrakt aus gutem Wiesenheu), Zellstoff und Calciumkarbonat geprüft.

Nach Abb. 2 ist der KTS bei den Tieren C und D nach Zufütterung von 2 g Cholesterin täglich erhöht, während Hammel A und B im gleichen Zeitraum starke Durchfallserscheinungen zeigen. Der Kot von Hammel D, der

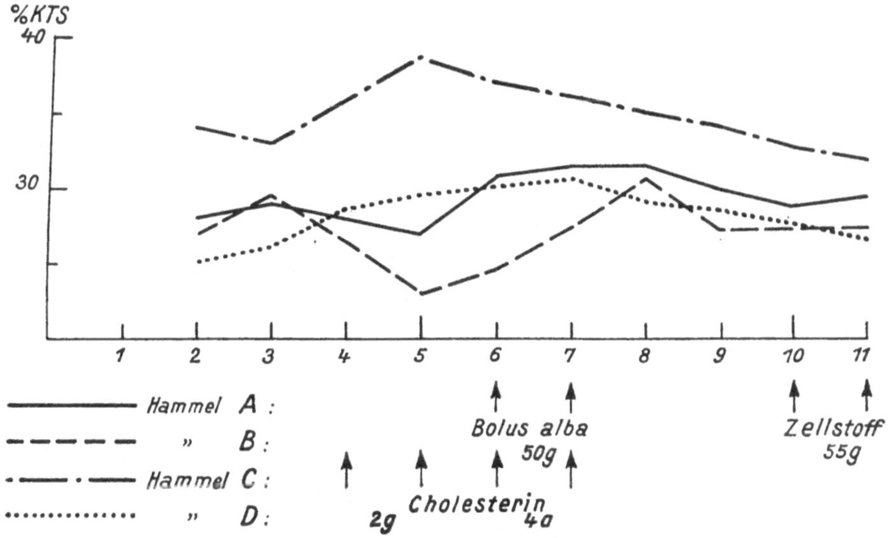

Abb. 2
% KTS der Versuchsfolge Troblako II A u. B
10-Tagesperioden

in den Versuchsperioden 2 und 3 umgeformt breiig war, verbesserte seine Konsistenz nach Zufütterung des Cholesterins und wurde in der Versuchsfolge geformt. Nach Aussetzen der Cholesterinzufuhr fiel der KTS.

Tabelle 3. *Verdaulichkeit der organischen Substanz*
Troblako II A und B

Hammel	Periode	3	5	7	11
	Versuch Nr.	8	10	11	12
	Ergänzung			Bolus alba	Zellstoff
A		74,84	75,24	77,60	76,81%
B		74,97	75,71	78,23	77,27%
	Versuch Nr.	9	14	15	13
	Ergänzung		2 g Cholesterin	4 g Cholesterin	
C		75,90	77,10	79,52	78,31%
D		76,42	76,93	78,30	77,70%

Wie aus Tab. 3 ersichtlich, ist bei dieser Fütterung und Versuchsdauer die Verdaulichkeit der organischen Substanz bei allen Tieren nur geringfügigen

Änderungen unterworfen. In der Versuchsfolge nach Fütterung von Troblako II B, das sich von Troblako II A in der Nährstoffzusammensetzung nur unwesentlich unterscheidet (Tab. 13), fällt die Verdaulichkeit der organischen Substanz und des KTS allmählig. Die Ergänzung der Ration mit 50 g Bolus alba (Periode 7) vermochte zwar vorübergehend den KTS zu erhöhen, führte aber unter Berücksichtigung des geringfügig individuell verschiedenen Verdauungsvermögen der Hammel zu keiner Erhöhung der Verdaulichkeit der organischen Substanz im Vergleich mit der Cholesteringruppe. Der in Periode 7 gegebene Unterschied in der Verdaulichkeit der organischen Substanz zwischen Cholesterin und Bolusgruppe bleibt in der Versuchsfolge im wesentlichen bestehen. Die Ergänzung der Ration durch 55 g Zellstoff (Periode 10 u. 11) vermochte den KTS dieser Tiere nur wenig zu ändern und zeigte keinerlei stopfende Wirkung. Es interessierte, ob Mangel an verdaulicher Rohfaser mitbestimmend für die Durchfallserscheinungen war.

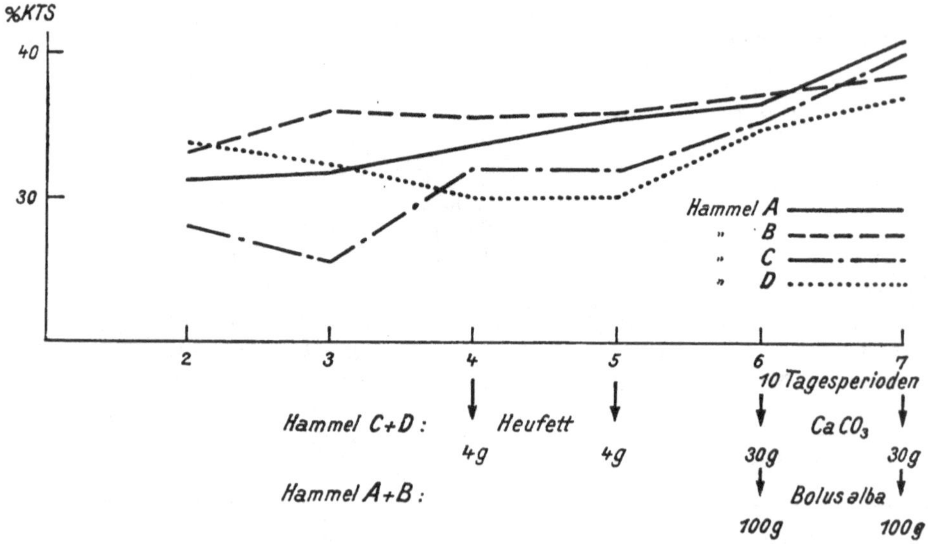

Abb. 8
Troblako III

Mit Troblako III wurde eine weitere Versuchsfolge durchgeführt (Versuche 16 bis 24, Tab. 29—37). Dieses Troblako unterscheidet sich rein nährstoffmäßig von Troblako II nur unwesentlich (Tab. 13). In den Perioden 4 und 5 erhielten Hammel C und D täglich 4 g Heufett als Ergänzung der Ration. Dieses Rohfett wurde durch Ätherextraktion aus einer größeren Menge guten Wiesenheues gewonnen. Jede Einzelration wurde mit der ätherischen Lösung des abgewogenen Rohfettes übersprüht und der Äther abgedunstet, um eine gleichmäßige Verteilung und Dosierung des Rohfettes zu gewährleisten. In den Perioden 6 und 7 erhielten Hammel A und B als Rationsergänzung täglich 100 g Bolus alba und Hammel C und D täglich 30 g Calciumkarbonat p. a.

Abb. 3 zeigt die Veränderung des KTS während der Versuchsfolge. Der KTS ändert sich während der Versuchsfolge bis Periode 5 mit Ausnahme des Hammels C bei den einzelnen Tieren nur wenig. Während der Perioden 4 und 5 hatte das Heufett einen regulierenden Einfluß auf die Tendenz der KTS-Änderung, der besonders deutlich bei Hammel C, der starke Durchfallserscheinungen in den vorangegangenen Perioden zeigte, zum Ausdruck kommt Gegen Versuchsende in den Perioden 6 und 7 wurde sowohl durch Ergänzung der Ration mit Bolus alba als auch durch Zulage von Calciumcarbonat eine signifikante Erhöhung des KTS erreicht. Alle Hammel bildeten festen und geformten Kot.

Tabelle 4. *Verdaulichkeit der organischen Substanz*
Troblako III

Hammel	Periode	2	3	4	5	6	7
	Versuch Nr.	16	17	18	19		20
	Ergänzung					Bolus alba	Bolus alba
A		78,07	78,32	79,16	77,55		76,72 %
B		78,42	79,75	78,61	78,11		75,12 %
	Versuch Nr.	21	22		23		24
	Ergänzung			Heufett	Heufett	$CaCO_3$	$CaCO_3$
D		77,03	78,55		78,20		78.77 %
C		79,49	78,83		76.88		77,60 %

Die Verdaulichkeit der organischen Substanz (Tab. 4) ändert sich während der gesamten Versuchsfolge nur geringfügig und innerhalb der in den Versuchsfolgen 8 bis 15 (Tab. 21—28) ermittelten individuellen Schwankungsbreiten. Die Senkung der Verdaulichkeit der organischen Substanz nach Boluszulage wird zwar durch den Fehler belastet, der dadurch entsteht, daß bei Bolus alba für Rohasche der Glührückstand in die Berechnung eingesetzt werden mußte, um das Prinzip der Analysenrechnung nicht zu durchbrechen. Doch ist dieser Fehler gering. Demnach wäre bei Bolus-Fütterung an dieser Stelle eine schwache Erniedrigung der Verdaulichkeit der organischen Substanz zu verzeichnen.

4. *Weitere theoretisch gegebene Möglichkeiten der Ursache des Rübenblattdurchfalles*

Sieht man von den Auswirkungen eines hohen Schmutzgehaltes des Rübenblattes und der Verfütterung von verdorbenem verfaulten Rübenblatt, ein in der Praxis einmaliger Fütterungsfehler, der bei Einsatz von anderem Grünfutter von keinem Praktiker gemacht wird, ab, so verbleiben vornehmlich 2 Theorien für die Ursache des Rübenblattdurchfalls. Das ist die Oxalsäuretheorie und die mehr oder weniger damit in Zusammenhang stehende unphysiologische Mineralstoffversorgung der Tiere bei Rübenblattfütterung. Diese Theorien werden weiter unten und im zweiten Teil dieser Arbeit näher diskutiert werden.

Ein weiterer Gesichtspunkt für die Ursache des Rübenblattdurchfalles wäre die Mitwirkung der im Rübenblatt und Rüben von KOBERT [12] entdeckten Saponine. Die physiologische Wirkung dieser oberflächenaktiven Stoffklasse ist weitestgehend bekannt. Durch lokale Reizung der Saponine wird die Peristaltik des Magens und Darmes, die Magensaft und Pankreassekretion angeregt. Die Pankreaslipase [10] wird gehemmt. Ein Einfluß von Saponinen auf die Nierenfunktion ist bekannt.

BLANCHARD [3] konnte im Kot von Kaninchen und Kühen, die längere Zeit mit reichlichen Mengen Futterrüben gefüttert worden waren, Sapogenin nachweisen. Die toxische Wirkung von Saponinen ist nach peroraler Applikation bei intakter Darmwand gering. Es wäre jedoch denkbar, daß durch mechanische Reizung oder Beschädigung der Darmwand, die besonders bei sandreichem Futter immer gegeben ist, erleichterte Resorptionsmöglichkeiten für diese Stoffklasse geschaffen werden. Wenn es auch an speziellen chemischen Untersuchungen von Rübensaponinen mangelt, so könnte man doch aus den allgemeinen pharmakodynamischen Eigenschaften der Stoffklasse der Saponine genügend Hinweise ableiten, die die aktive Mitwirkung der Saponine beim Rübenblattdurchfall nicht ausschließen. Man muß weiterhin auch an andere Stoffklassen mit stark physiologischer Wirkung denken. etwa den in Rüben vorkommenden biogenen Aminen [35].

Zur Beurteilung der Adsorbentienwirkung muß also auch an die Mitwirkung der Rübensaponine beim Rübenblattdurchfall gedacht werden.

Saponine bilden mit Sterinen [37] unlösliche Doppelverbindungen. Diese Doppelverbindungen zeigen die hämolytische Wirkung der Saponine nicht. Adsorbentien vermögen Saponine zu adsorbieren. Die Reaktionsfähigkeit mit Sterinen bleibt aber auch nach der Adsorption bestehen, wie in Versuchen mit Kohle [7] gefunden wurde.

In den Versuchen 15 (Cholesterin) und 11 (Bolus alba) wurde eine gleichsinnige Erhöhung des KTS im Vergleich mit den Perioden ohne Ergänzung der Ration gefunden. Die Wirkung des Heufettes im Versuch 23 könnte ebenfalls als Blockade einer Saponinwirkung ausgelegt werden, wenn auch der Sterinanteil des Heufettes äußerst gering ist. Nach Aussetzen der Cholesterinzufütterung und der Bolus-Zulage fällt der KTS bei allen Hammeln in der Versuchsfolge. Sicherlich sind auch andere Deutungen der Sterinwirkung außerhalb der Reizhypothese durch Saponine möglich.

5. Der Serum-Cholesterinspiegel nach Troblakofütterung

Der Gesamtcholesteringehalt des Serums wurde während der Versuchsfütterungen mit Troblako nach dem von AUTENRIETH angegebenen Prinzip bestimmt. Dabei wurde das Serum mit Kalilauge verseift, das Unverseifbare mit Chloroform ausgeschüttelt und die mit Essigsäureanhydrid und conc. H_2SO_4

im Thermostaten entwickelte grüne Färbung im lichtelektrischen Kolorimeter nach LANGE gemessen.

Die Blutentnahme erfolgte stets $4^1/_2$ Stunden nach Verabreichung der letzten Mahlzeit.

Eine Bewertung des absoluten Serum-Cholesteringehaltes der Tiere ist nicht möglich, da der Cholesteringehalt des Blutes genetisch unterschiedlich festgelegt ist [13].

Wie aus Abb. 4 ersichtlich, steigt der Serum-Cholesteringehalt nach Ergänzung des Futters mit Cholesterin bei Hammel C und D erheblich an und bleibt

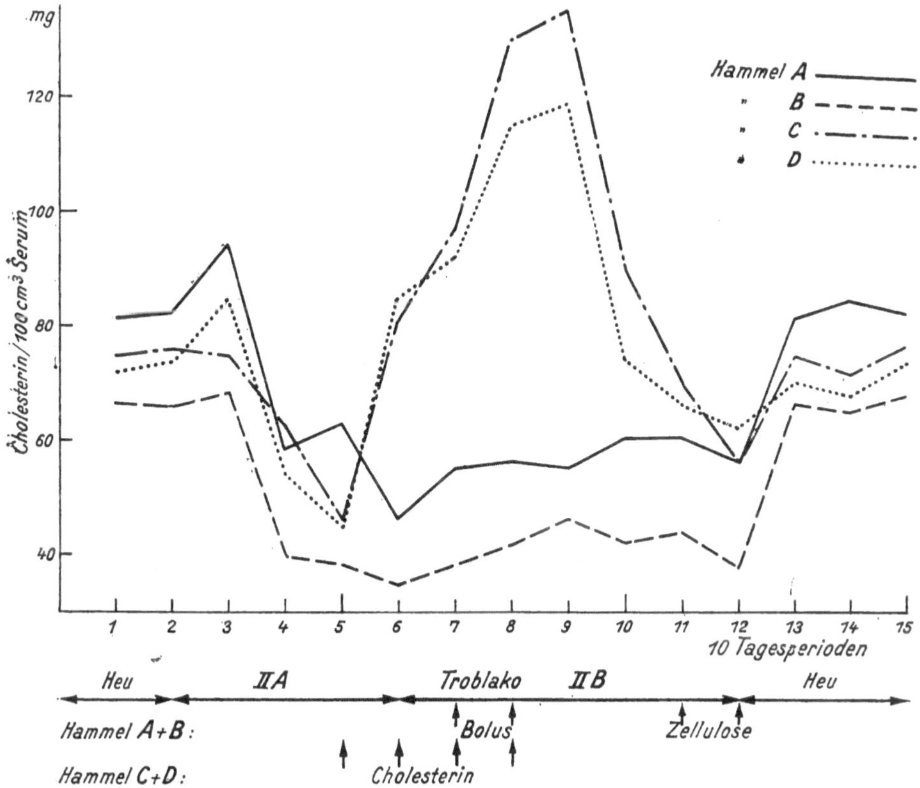

Abb. 4

auch nach Aussetzen der Cholesterinzulage noch etwa 10 Tage in seiner maximalen Höhe bestehen. Es muß angenommen werden, daß das zugefütterte Cholesterin von den Tieren mindestens teilweise resorbiert worden ist. Die Zulage von 2 g Cholesterin täglich erhöhte (Periode 5 und 6) den Cholesterinspiegel des Serums etwa bis zu der Höhe, die bei Heufütterung bei den Hammeln gefunden wurde. 4 g Cholesterin führten zu einer wesentlichen Überhöhung des Cholesterinspiegels über den bei Heufütterung gefundenen. Alle

Tiere, die keine Cholesterinergänzung des Futters erhielten, zeigten im Laufe der Troblakofütterung einen im Vergleich mit der Heufütterung verminderten Cholesteringehalt des Serums (Abb. 4, 5). Er war im allgemeinen bei denjenigen Tieren am niedrigsten, bei denen auch der niedrigste KTS im Laufe der Versuchsfütterung gefunden wurde.

Es ist dabei zu bemerken, daß es sich um ausgewachsene Hammel handelt. In Analogie zu Versuchen bei Menschen, bei denen unter normalen Ernährungsbedingungen keine Erhöhung des Cholesterinspiegels im Serum nach Cholesterinaufnahme gegeben ist [11], müßte dieser Erhöhung der Cholesterinwerte bei den Versuchstieren eine besondere Bedeutung zugesprochen werden. Bolus alba-Zufütterung führte zu keiner signifikanten Erhöhung der Serumcholesterinwerte während der Versuchsfolge. Beim Menschen [34] wurde eine

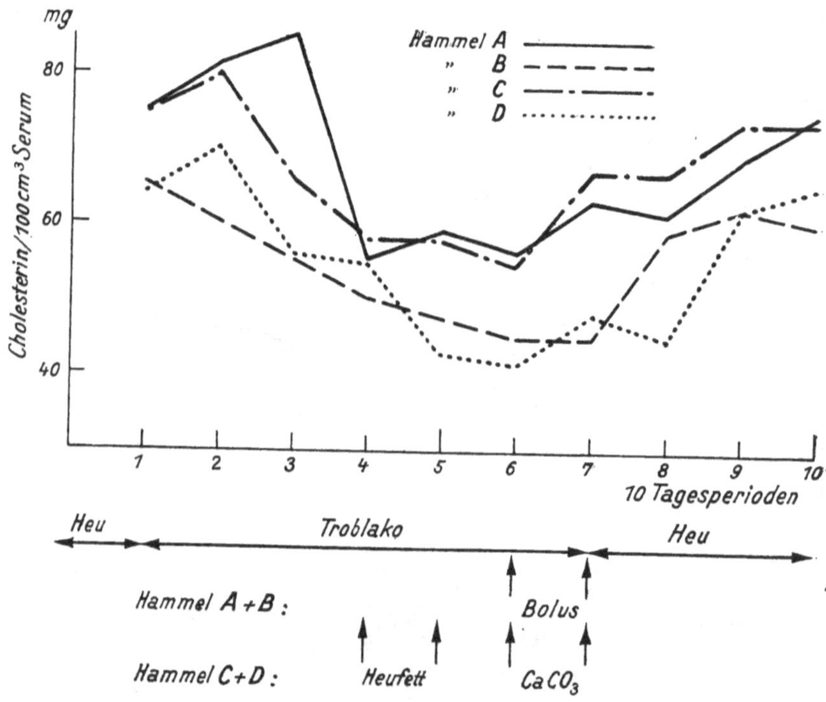

Abb. 5

Senkung des erhöhten Blutcholsteringehaltes nach vegetarischer Diät gefunden. Dieses ist normalerweise beim Wiederkäuer, der auf pflanzliche Nahrung eingestellt ist, nicht zu erwarten. Auch nimmt derselbe gewöhnlich kein oder kaum Cholesterin mit der Nahrung auf.

Wenn die Art der Ernährung [17] in weiten Grenzen auch beim Menschen keine Beeinflussung der endogenen Cholesterinbildung hervorrufen soll, so ist doch eine Abnahme des Blutcholesterinspiegels [21] nach Abführmitteln bekannt, was auf eine Anregung der Gallensekretion und verminderte Rückresorption des mit der Galle ausgeschiedenen Cholesterins zurückgeführt wird. Mit einer verminderten Rückresorption von Cholesterin gekoppelt müßte dann die endogene Synthese des Cholesterins für die Aufrechterhaltung des Serum-Cholesterinspiegels nicht ausreichend sein.

Der Hammel scheidet mit dem Wollfett nicht unerhebliche Cholesterinmengen aus.

Man könnte die Änderung des Cholesterinspiegels im Serum in diesen Versuchen auf verschiedene Art diskutieren. Sie könnte eine unmittelbare Folge der verminderten Rückresorption des mit der Galle ausgeschiedenen Cholesterins infolge Passagebeschleunigung des Speisebreies bei dieser Fütterungsart sein.

Auch ein direkter Einfluß der Saponine wäre zu diskutieren. Saponine werden von der intakten Darmwand nicht resorbiert, wie Versuche mit Kaninchen mit verschiedenen Saponinarten bei peroraler Zufuhr in hohen Dosen ergaben [1]. Parenterale Gaben verschiedener Saponinarten lösen allgemein Hypercholesterinämie aus. Beim Kaninchen wurde durch Reizung der Darmwand mit Resina Jalapae [1] eine Vermehrung des Serumcholesterins durch Sarsaparilla gefunden. Es ist also durchaus möglich, daß Saponine nach Verletzung der Darmwand, die leicht gegeben ist, resorbiert werden können. Parenterale Zufuhr von Saponinen führte beim Kaninchen zu einer anfänglichen Hypercholesterinämie, die später in eine Hypocholesterinämie überging [14].

Saponine vermögen die Mineralstoffresorption wesentlich zu beeinflussen. Diese resorptionsfördernde Wirkung der Saponine, von der man bei der Zubereitung pharmazeutischer Präparate Gebrauch macht, eröffnet weitere Perspektiven für die durch den Rübenblattdurchfall ausgelösten Änderungen im Mineralstoffwechsel, die im zweiten Teil dieser Arbeit näher diskutiert werden.

Unter der Annahme der Mitwirkung der Saponine beim Rübenblattdurchfall müßte man folgende Stadien der Entwicklung annehmen. 1. Verletzung der Darmwand durch Schmutz oder scharfkantige Nahrungsbestandteile. 2. Reizung der Darmwand durch Saponine selbst, 3. Förderung der enteralen Resorption von Toxinen durch Saponine, 4. Vergiftung durch resorbierte Saponinmengen.

6. *Die Verdaulichkeit des Rohfettes*

Die nach dem Weender Analysenverfahren ermittelten Rohfettwerte sind in ihrer Höhe an die Konventions-Methode gebunden. Man erhält z. B. mit anderen Extraktionsmitteln andere Rohfettwerte. Die Extraktionsgenauigkeit im Soxhlet kann dadurch gesteigert werden, daß man die Extraktionshülse im Mittelteil des Gerätes auf eine Schicht größerer Glaskugeln aufsetzt, um einen guten Durchfluß des Äthers zu gewährleisten. In Tabelle 5 sind die nach dem Weender Analysenverfahren und der üblichen Verdaulichkeitsberechnung für Rohfett gefundenen Verdauungskoeffizienten zusammengestellt.

In den Versuchen, die mit Rübenblattsilage durchgeführt wurden, ist der Verdauungskoeffizient für Rohfett bei Boluszufütterung (Versuch 4, Tab. 17) im Vergleich mit Versuch 3 ohne Boluszufütterung niedriger. Bei den Silageversuchen fällt im allgemeinen die Verdaulichkeit des Rohfettes mit dem KTS, doch sind die Veränderungen nicht sehr erheblich. In den Versuchen 6 und 7 (Tab. 19 u. 20) ist der Verdauungskoeffizient für Rohfett bei Troblako-Haferstrohfütterung nach Bolusergänzung der Ration deutlich erhöht, was auf eine Adsorptivwirkung für Rohfettbestandteile nur teilweise zurückzuführen ist [5]. Wahrscheinlich hat die Menge des endogenen unverseifbaren Anteils des aus dem Kot gewonnenen Rohfettes ensprechend der unterschiedlichen Höhe des KTS in diesem Versuchspaar einen Einfluß auf dieses Versuchsergebnis

Die Ätherextraktion nach dem Weender Analysenverfahren erfaßt nicht nur Neutralfett und freie Fettsäuren, sondern auch neben den Lipoiden im weiteren Sinne eine ganze Reihe anderer ätherlösliche Substanzen. Diese äther-

Tabelle 5. *Verdaulichkeit des Rohfettes*

Versuch Nr.	Futter	Ergänzung	Hammel	KTS %	Verd. Roh-fett %	Hammel	KTS %	Verd. Roh-fett %
1	Silage I	—	A	22,6	63,20	B	27,2	66,41
2	„	Bolus alba	A	17,0	64,99	B	35,3	67,24
3	Silage II	—	A	21,2	49,61	B	35,0	49,65
4	„	Bolus alba	A	30,9	43,35	B	45,0	42,58
5	„	Aktivkohle	C	36,5	47,38	D	30,7	44,81
6	Troblako-Haferstroh	—	A	32,2	12,41	B	34,8	8,87
7	„	Bolus alba	A	35,5	23,35	B	39,4	22,36
8	Troblako II A	—	A	28,9	39,88	B	29,4	37,55
9	„	—	C	32,9	38,42	D	26,5	38,97
10	„	—	A	27,0	39,47	B	22,8	35,45
11	Troblako II B	Bolus alba	A	31,5	35,18	B	27,4	33,15
12	„	Zellulose	A	29,5	41,06	B	27,4	39,83
13	„	—	C	31,9	41,79	D	26,6	40,47
14	Troblako II A	Cholesterin 2 g	C	38,9	42,36	D	29,3	40,06
15	Troblako II B	Cholesterin 4 g	C	34,0	37,16	D	30,5	36,09
16	Troblako III	—	A	31,2	31,67	B	33,2	35,35
17	„	—	A	31,8	29,37	B	36,0	31,27
18	„	—	A	33,6	27,99	B	35,5	41,06
19	„	—	A	35,5	16,29	B	35,7	33,25
20	„	Bolus alba	A	41,1	20,76	B	38,8	30,16
21	„	—	C	28,1	22.08	D	33,6	35,08
22	„	—	C	25,6	26,22	D	32,4	25,03
23	„	Heufett	C	32,0	30,54	D	30,2	30,80
24	„	$CaCO_3$	C	40,1	29,04	D	37,3	29,89

löslichen Begleitsubstanzen sind naturgemäß, soweit sie aus dem Futter stammen, nach dem Verdauungsgang im Kot nicht dieselben wie im Futtermittel. Das trifft auch für die Lipoide im weiteren Sinne zu. Da in diesem Zusammenhang zunächst nur relative Werte interessierten, wurde der unverseifbare Anteil des Rohfettes im Futter und im Kot bestimmt. Tabelle 6 enthält diesbezügliche Werte.

Bei vollständiger Erfassung des unverseifbaren Anteils der Gesamt-Lipoide würde man bei Aufstellung der Bilanz (hier nur Differenz der unverseifbaren Anteile Futter—Kot) des Unverseifbaren im Verdaulichkeitsversuch theoretisch zu negativen Werten kommen, da mit der Galle u. a. der ausgeschiedene Anteil an Unverseifbaren vermehrt wird. Dieses setzt allerdings voraus, daß der unverseifbare Anteil des Futters nicht resorbiert, oder wenn resorbiert, der resorbierte Anteil den der endogenen Ausscheidung quantitativ nicht übertrifft. Daß neben den Zoosterinen auch andere unverseifbare Anteile des Rohfettes resorbiert werden können, muß allein deshalb schon angenommen werden, weil die Fettresorption nicht nur nach Hydrolyse der Neutralfette, sondern auch als aktives physiologisches Geschehen ohne Verseifung erkannt wurde [29, 32].

Tabelle 6. *Bilanz des unverseifbaren Anteils des Rohfettes*
Troblako II A und B

Versuch Nr.	Hammel	Ergänzung	g Unverseifbares im Futter 1	g Unverseifbares im Kot 2	Differenz 1 minus 2
9	C	—	3,11	3,39	− 0,28
	D	—	3,11	3,71	− 0,60
14	C	2 g Cholesterin	5,11	4,80	+ 0,31
	D		5,11	4,77	+ 0,33
11	A	Bolus alba	2,81	3,41	− 0,60
	B		2,81	4,05	− 1,24
15	C	4 g Cholesterin	6,81	5,57	+ 1,24
	D		6,81	5,12	+ 1,69

Aus Tabelle 6 ist ersichtlich, daß bei denselben Tieren in den Versuchen 9 und 14 nach Zufütterung von Cholesterin die Bilanz des unverseifbaren Anteils positiv wird, jedoch die Differenz zwischen diesen beiden Versuchen nicht über 2 g liegt, was der zugeführten Cholesterinmenge entsprechen würde. Dasselbe gilt für die Parallelversuche 11 und 15. Ohne die Einschränkungen der oben gegebenen Erläuterungen der Vorgänge der Fettresorption könnte man aus diesen Werten ableiten, daß Cholesterin resorbiert worden ist. In welchem prozentualen Anteil bleibt jedoch nach den theoretischen Überlegungen offen. Es bedarf einer speziellen Analyse, da es sich hier um die Untersuchung dreier verschiedener Rohfettarten handelt, nämlich Rohfett aus dem Futter, unverdauter Rohfettrest im Kot und endogene Lipoide.

Ein sinnvoller Zusammenhang zwischen der Änderung der Rohfettverdaulichkeit und der Änderung des KTS läßt sich in den Versuchen 8 bis 24 noch nicht ermitteln. Es bedarf dazu spezieller Analysen, die z. Zt. noch bearbeitet werden.

7. *Die Carotin-Ausscheidung*

Die Carotin-Ausscheidung wurde während der Versuche mit Troblako III laufend verfolgt. Die Carotin-Bestimmung aus dem Futter und aus dem

Frischkot wurde nach der Methode von KUHN und BROCKMANN [16, 18] durchgeführt.

Nach Tabelle 7 wird in den Versuchen 17 und 22 die mit dem Troblako zugeführte Carotin-Menge praktisch im Kot nach dieser Analysenmethode wiedergefunden. Nach Bolus und Calciumkarbonat-Ergänzung der Ration ist der Teil des nicht ausgeschiedenen Carotins erheblich höher als in den Versuchen ohne Rationsergänzung. Eine erhöhte Carotin-Ausscheidung nach Bolus alba-Fütterung wurde schon gefunden [5], und u. a. die Minderung der Passagegeschwindigkeit des Speisebreies und die damit verbundene Möglichkeit einer größeren „Resorption" des Carotins diskutiert. Auch hier muß natürlich der Begriff „Resorption" nur als technischer Ausdruck zum Bilanzversuch gebraucht werden, da die Zerstörung des Carotins im Darm und die dabei entstehenden mit der kolorimetrischen Bestimmung mit erfaßten Zersetzungsprodukte nicht berücksichtigt werden können. Die relative Änderung der ausgeschiedenen Carotinmenge steht in Beziehung zu dem KTS. Es wird um so weniger Carotin ausgeschieden, je höher der KTS ist. Calciumkarbonat vermag den KTS nach Fütterung von Rübenblattprodukten, wie auch anderweitig schon gefunden [19], zu erhöhen. Einen adsorptiven Einfluß vermag $CaCO_3$ unter diesen Bedingungen jedoch nicht auszuüben, so daß als wesentlicher Faktor für die Änderung der ausgeschiedenen Carotinmenge die Änderung der Höhe des KTS angesehen werden muß, der evtl. mit der Passagegeschwindigkeit des Speisebreies in Zusammenhang steht.

Tabelle 7. *Carotin-Ausscheidung*

1300 g Troblako III: tägliche Aufnahme 53,45 mg Carotin

Versuch Nr.	Ergänzung	Hammel	KTS %	mg Carotin im Kot	% nicht ausgeschiedenes Carotin
17	—	A	31,8	51,6	3,46
		B	36,0	47,6	10,94
22	—	C	25,6	52,2	2,34
		D	32,4	53,4	0,94
20	Bolus alba	A	41,1	42,2	21,05
		B	38,8	42,1	21,23
24	$CaCO_3$	C	40,1	41,7	21,98
		D	37,3	43,7	18,24

8. *Die Verdaulichkeit der Rohfaser und der N-freien Extraktstoffe*

In Tabelle 8 sind die Verdauungskoeffizienten für die Rohfaser und die N-freien Extraktstoffe der Versuchsfolgen zusammengestellt.

Bei Fütterung mit Rübenblattsilage (Versuche 1 bis 5) ändert sich die Verdaulichkeit der Rohfaser nur in engen Grenzen. Im Allgemeinen ist sie dann am höchsten, wenn auch ein hoher KTS erreicht ist. In Versuch 4 (Bolus alba) ist im Vergleich mit Versuch 3 die Verdaulichkeit der N-freien Extraktstoffe wesentlich herabgesetzt, was auf eine erhöhte Passagegeschwindigkeit des Speisebreies hinweisen könnte. Der KTS ist in diesem Falle gegenüber Versuch 3 erhöht, und zwar vornehmlich durch die nicht quellungsfähige „Sandbeimengung". Der starke Abfall der Verdaulichkeit der N-freien Extraktstoffe in Versuch 4 nach Zulage von 100 g Bolus alba bleibt bestehen, wenn man den bei der Errechnung der N-freien Extraktstoffe zwischen Glührückstand und wirklicher Asche des Bolus alba resultierenden Fehler eliminiert. Die in Versuch 5 bei Zufütterung von Aktivkohle in Vergleich mit Versuch 3 gefundene niedere Verdaulichkeit der Rohfaser ist im Wesentlichen eine Folge der durch Aktivkohle vermehrten Menge unverdaulicher „Rohfaser".

Tabelle 8. *Verdaulichkeit der Rohfaser und N-freien Extraktstoffe*

Versuch Nr.	Grundfutter	Ergänzung	Tage Vorfütterg. Grundfutter	Tage Vorfütterg. Ergänzg.	Hammel	KTS %	Verd.-Kffz. Rohfaser %	Verd.-Kffz. N-freie Extraktstoffe %	Hammel	KTS %	Verd.-Kffz. Rohfaser %	Verd.-Kffz. N-freie Exraktstoffe %
1	Rübenblattsilage I		20	—	A	22,6	75,37	78,02	B	27,2	78,04	76,46
2	Rübenblattsilage I	Bolus alba 45 g	30	14	A	17,0	76,52	75,49	B	35,3	80,41	77,22
3	Rübenblattsilage II		20	—	A	21,2	66,57	67,57	B	35,0	72,59	76,05
4	Rübenblattsilage II	Bolus alba 100 g	30	10	A	30,9	70,25	49,89	B	45,0	70,74	41,70
5	Rübenblattsilage II	Aktivkohle 50 g	30	10	C	36,5	61,12	67,74	D	30,7	60,69	66,52
6	Troblako Haferstroh		18	—	A	32,2	53,75	80,06	B	34,8	56,32	79,78
7	Troblako Haferstroh	Bolus alba 50 g	28	10	A	35,5	53,32	80,43	B	39,4	50,22	79,78
8	Troblako II A		20	—	A	28,9	67,27	81,11	B	29,4	67,87	81,34
9	Troblako II A		20	—	C	32,9	67,75	82,27	D	26,5	69,80	82,49
10	Troblako II A		40	—	A	27,0	66,36	82,00	B	22,8	67,81	82,16
11	Troblako II B	Bolus alba 50 g	50	10	A	31,5	65,41	85,25	B	27,4	67,22	85,07
12	Troblako II B	Zellstoff 55 g	90	10	A	29,5	63,79	84,92	B	27,4	66,43	85,20
13	Troblako II B		90	10	C	31,9	67,29	84,83	D	26,6	65,88	84,96
14	Troblako II A	Cholesterin 2 g	30	10	C	38,9	67,99	83,12	D	29,3	69,90	83,38
15	Troblako II B	Cholesterin 4 g	Versuch 14	10	C	34,0	71,82	86,10	D	30,5	70,45	85,58
16	Troblako III		10	—	A	31,2	65,70	85,67	B	33,2	66,12	85,77
17	Troblako III		20	—	A	31,8	68,34	85,44	B	36,0	68,10	86,82
18	Troblako III		30	—	A	33,6	67,70	86,55	B	35,5	66,33	85,65
19	Troblako III		40	—	A	35,5	65,77	85,73	B	35,7	65,16	85,51
20	Troblako III	Bolus alba 100 g	50	10	A	41,1	62,66	85,22	B	38,8	63,75	82,61
21	Troblako III		10	—	C	28,1	64,32	84,72	D	33,6	67,98	86,44
22	Troblako III		20		C	25,0	66,76	85,70	D	32,4	67,67	86,08
23	Troblako III	Heufett 4 g	30	10	C	32,0	66,86	85,55	D	30,2	63,32	85,11
24	Troblako III	$CaCO_3$ 30 g	50	10	C	40,1	66,54	87,56	D	37,3	66,40	85,24

Bei Troblakofütterung ist die Verdaulichkeit der Rohfaser in geringem Maße dann gesenkt, wenn Bolus (Versuch 11 u. 20) beigefüttert wird. Die Verdaulichkeit der N-freien Extraktstoffe ändert sich nur unwesentlich und folgt im allgemeinen so der Änderung des KTS, daß mit zunehmendem KTS die Verdaulichkeit steigt. Doch ist das nicht in allen Fällen gegeben. Nach Zufütterung von 4 g Cholesterin (Versuch 15) ist im Vergleich mit dem Parallelversuch 11 (Bolus) die Verdaulichkeit der Rohfaser signifikant erhöht. Dieser Unterschied zwischen den Versuchspaaren ist nicht, wie bei Besprechung der Verdaulichkeit der organischen Substanz nur schwer herauszustellen, allein auf das individuelle verschieden hohe Verdauungsvermögen der Hammel zurückzuführen, sondern er ist eine Folge der Rationsergänzungen. Allgemein läßt sich noch sagen, daß ebenso wie die Änderung des KTS auch die Änderung der Verdaulichkeit der Rohfaser und N-freien Extraktstoffe zu Beginn der Versuchsfolgen am größten ist. Dieses wird auf die Unausgeglichenheit des Gärungsverlaufes im Pansen und dem bei Versuchsbeginn noch nicht voll zur Geltung kommenden Regulationsvermögen der Tiere für die Koteindickung bei dieser Form der Fehlernährung zurückgeführt.

9. *Der Ballast-Faktor*

Der Ballast ganz allgemein, gleich ob nach LEHMANN die unverdauliche organische Substanz oder nach SETTEGAST der gesamte unverdauliche Anteil der Nahrung, kann durch sein physikalisches Gefüge laxative Eigenschaften entfalten [8, 24, 36]. Ein Ballastoptimum [9] läßt sich nicht leugnen. Bei dieser einseitigen Fütterung wurden jedoch recht unterschiedliche Werte für den KTS gefunden, die in keine direkte Beziehung zur Ballastmenge nach LEHMANN gebracht werden dürfen. Es seien dafür einige Beispiele gegeben (Tab. 9).

Tabelle 9. *Unverdauliche organische Substanz und KTS*

Versuch Nr.	Futter	Hammel A		Hammel B	
		KTS %	Ballast g	KTS %	Ballast g
18	1300 g Troblako III	33,6	193,21	35,5	198,35
10	1300 g Troblako II A	27,0	247,88	22,8	243,13
12	1300 g Troblako II A 55 g Zellstoff	29,5	244,03	27,4	239,29

Trotz erheblicher Unterschiede in der Ballastmenge (Tab. 9) resultieren geradezu invers zur Steigerung der Ballastmenge veränderte Werte für den KTS. In diesen Versuchen ist also nicht die Ballastmenge allein für die Höhe des KTS entscheidend, vielmehr die physikalischen Eigenschaften der unverdaulichen organischen Substanz und vor allem eine spezifische Reizwirkung dem Rübenblatt eigentümlicher Stoffe.

Diese spezifische Wirkung des Rübenblattes läßt sich auch nicht durch erhöhte Rohfaserzufuhr und dadurch bedingte Ballastvermehrung (Versuche 6 und 7) beheben. Die physikalische Erhöhung des KTS durch Rohfaserzulage kann zu einer verschleierten Form des Rübenblattdurchfalles führen. Erhöhte Rohfaseraufnahme und damit vermehrte Ballastzufuhr kann bei den meisten Tieren einen schnelleren Durchgang des Speisebreies durch den Verdauungskanal hervorrufen [23]. Doch ist der Wiederkäuer gegen hohe Rohfaserzufuhr in dieser Hinsicht nicht so empfindlich wie andere Tierarten.

Im Rahmen dieser Experimente könnte man nach den Ergebnissen der Silagefütterung mehr den „Ballast" von SETTEGAST, nämlich den gesamten unverdaulichen Teil des Futters für den Rübenblattdurchfall verantwortlich machen und eine Peristaltikerhöhung durch Füllungsdruck mit mechanischer Reizung im Darm annehmen [6, 31], wenn man von der spezifischen Reizwirkung des Rübenblattes sonst absieht.

10. Die Ausscheidung der Oxalsäure und die Calciumbilanz

Die Oxalsäure wurde im Futtermittel und im Kot nach folgender Methode bestimmt:

Die fein vermahlene Analysensubstanz (2—5 g) (oder entsprechende Mengen Frischkot) wird mit 30 cm³ HCl und 80 cm³ H_2O langsam bis auf 100° C erhitzt und nach dem Abkühlen bis zur Erschöpfung (meist 24 Std.) im Perforator nach PRAUSNITZ [28] mit Äther extrahiert. Nach dem Lösen des Abdampfrückstandes vom Ätherextrakt in 20%iger Na_2CO_3-Lösung und 15 min. Erwärmen bei 100° C wird die Oxalsäure im schwach essigsauren Filtrat mit $CaCl_2$-Lösung gefällt und der Oxalat-Niederschlag nach den üblichen Methoden durch mehrmalige Umfällung aus heißer Mineralsäure gereinigt. Letztlich wird die Oxalsäure mit n/10 $KMnO_4$ titriert.

In Tab. 10 ist das Ergebnis der Oxalsäurebestimmungen der Versuche 1 bis 5 bei Silagefütterung zusammengefaßt.

Tabelle 10. *Oxalsäureausscheidung und Ca-Bilanzen*
Rübenblattsilage

Versuch Nr.		Ergänzung	KTS %	Im Futter Oxalsäure g	Im Futter Calcium g	Oxalsäure äquivalent Ca g	Im Kot Oxalsäure in % der Aufnahme	Ca-Bilanz
1	A		22,6	48,77	21,703	48,75	54,79	+ 2,09
	B		27,2	48,77	21,703	48,75	56,08	+ 2,06
2	A	Bolus 45 g	17,0	48,49	21,584	48,48	58,03	+ 0,95
	B		35,0	48,49	21,584	48,48	60,23	+ 0,24
3	A		21,2	38,88	18,692	41,99	62,24	− 1,70
	B		35,0	38,88	18,692	41,99	74,15	− 1,76
4	A	Bolus 100 g	30,9	38,87	17,677	39,71	71,90	− 1,10
	B		45,0	38,87	17,677	39,71	73,10	− 2,70
5	C	Kohle 50 g	36,5	38,87	18,035	40,51	67,80	− 0,32
	D		30,7	38,87	18,035	40,51	71,10	− 0,95

Der Gesamt-Ca-Gehalt des Futters reicht in allen Versuchen aus, die Oxalsäure stöchiometrisch als Ca-Oxalat zu binden. Ob diese Bindung der Oxalsäure mit futtereigenem Ca nach der Pansengärung tatsächlich der Fall ist, ist unwahrscheinlich.

Die Ausscheidung der Oxalsäure im Kot erfolgt bei den vergleichbaren Versuchen 1 und 2 bzw. 3 bis 5 mit und ohne Ergänzung der Ration durch Adsorbentien in fast gleicher Höhe und ist damit fast unabhängig von der Änderung des KTS in diesen Versuchen. Die Adsorption freier Oxalsäure durch Adsorbentien ist in wesentlichen Mengen in vitro[4] möglich. Die fast unveränderliche Größe der prozentualen Oxalsäureausscheidung im Kot in den Versuchen 1 bis 5 läßt in vivo keine Adsorption der freien Oxalsäure bzw. ihrer löslichen Salze bis in die letzte Verdauungsphase in wesentlichen Mengen wahrscheinlich werden. Auch findet bei niedrigem KTS unter Berücksichtigung der damit verbundenen höheren Passagegeschwindigkeit keine vermehrte Oxalsäureausscheidung im Kot statt. Eine Ausnahme könnte man in Versuch 5 bei Fütterung von Aktivkohle annehmen. Diese Ergebnisse werden jedoch durch den unbekannten Faktor der Höhe des mikrobiologischen Abbaues der Oxalsäure mitbestimmt, da durchaus noch nicht bekannt ist, ob die an Adsorbentien gebundene Oxalsäure nicht auch von der Flora des Verdauungskanals angegriffen werden kann.

Nach Tab. 10 wird die Ca-Bilanz nach längerer Versuchsdauer von positiven zu negativen Werten verschoben. Dieser Vorgang wird im zweiten Teil dieser Arbeit im Zusammenhang mit dem Mineralstoffwechsel näher besprochen werden. Die Unterschiede zwischen den Ca-Bilanzen 4 und 5 basieren nicht zuletzt auf die mit der Aktivkohle zugeführte Mineralmenge.

Das Auftreten von positiven Ca-Bilanzen bei dieser Versuchsfütterung läßt entweder vermuten, daß ein wesentlicher Teil der Oxalsäure bereits im Pansen zerstört sein muß, da nahezu das gesamte Ca des Futters zur Bindung der Oxalsäure theoretisch beansprucht wird, oder daß Ca und Oxalsäureresorption unabhängig voneinander erfolgen, was höchst unwahrscheinlich ist.

In Tab. 11 ist die prozentuale Ausscheidung der Oxalsäure des Futters im Kot und die Ca-Bilanz der Versuchsfolgen bei Fütterung mit Troblako II A enthalten.

Tabelle 11. *Oxalsäureausscheidung und Ca-Bilanzen*
Troblako II A
Troblako: in der Trockensubstanz: Oxalsäure 3,54%
Calcium 1,861%.

Versuch Nr.		Ergänzung	KTS %	Im Futter g Oxalsäure	Im Kot in % der Aufnahme Oxalsäure	Ca-Bilanz
8	A		28,9	40,15	80,42	+ 0,953
	B		29,4	40,15	79,50	+ 0,286
10	A		27,0	40,14	76,03	− 0,881
	B		22,8	40.14	80,47	− 0,339
9	C		32,9	40,15	74,57	+ 1,985
	D		26,5	40,15	77,83	+ 1,918
14	C	Cholesterin	38,9	40,14	73,29	+ 0,376
	D	2 g	29,3	40,14	71,15	+ 1,002

Die in Tab. 11 aufgenommenen Analysendaten für Oxalsäure und Ca lassen erkennen, daß der Gesamt-Ca-Gehalt des Futters stöchiometrisch ausreicht, die

Oxalsäure als unlösliches Ca-Oxalat zu binden. Die Oxalsäureausscheidung im Kot liegt bei annähernd gleicher Aufnahme in den Versuchen 8 und 9 durchschnittlich höher als in den Versuchen 10 und 14. Damit wird auch hier gefunden, daß in den ersten Versuchsperioden einer längeren Troblako-Fütterung eine höhere Oxalsäureausscheidung im Kot stattfindet als in den späteren Perioden. Die Ca-Bilanz wird im Laufe der Versuchsfolge zum Negativen hin verändert.

Troblako III enthält in der Trockensubstanz 2,4% Oxalsäure und 1,524% Calcium.

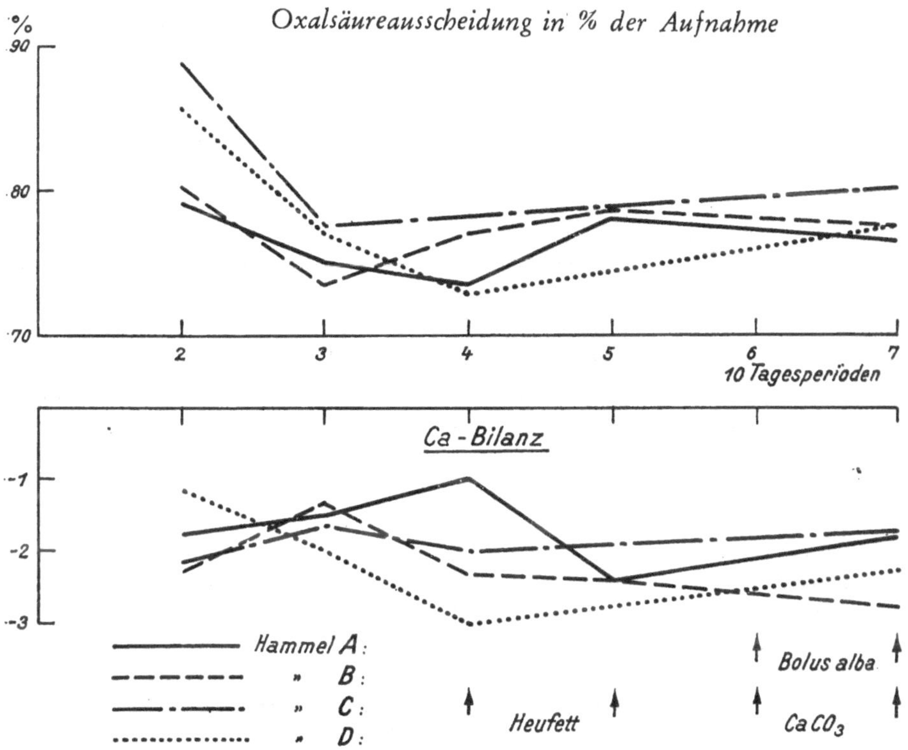

Abb. 6

Aus Abb. 6 geht hervor, daß zu Beginn der Versuchsfütterung mit Troblako III der im Kot ausgeschiedene prozentuale Anteil der aufgenommenen Oxalsäure am größten ist. Bei längerer Versuchsdauer bleibt die Oxalsäureausscheidung relativ gleichmäßig. Die Ca-Bilanz ist während der gesamten Versuchsdauer stets negativ. Der für den kleinen Wiederkäuer angegebene Ca-Bedarf 2,5 bis 3 g Ca im Futter [26] wird also nicht gedeckt. Obwohl die Ca-Resorption auf dieser Versuchsbasis nicht erfaßt werden kann, kann man doch folgende Rechnung aufmachen. Vom Gesamt-Calcium des Futters (16,566 g Ca) können stöchiometrisch durch Oxalsäure 11,609 g Ca gebunden werden, so daß 4,956 g Ca zur Resorption zur Verfügung steht. Diese Ca-Menge muß in diesen Versuchen jedoch nur in einer Höhe resorbierbar sein, daß der Ca-Bedarf der Hammel nicht gedeckt werden kann, wie die negative Bilanz ausweist. Dieses gilt unter der Annahme, daß die Höhe der Ca-Bilanz lediglich von der Resorption des Ca abhängig ist. Eine Zulage von 30 g Calciumcarbonat gegen Versuchsende (Periode 6 und 7) erhöhte den KTS erheblich und brachte einen wohlgeformten Kot [19]. Die Oxalsäureausscheidung im Kot stieg durch die Calciumcarbonatzulage nur um wenige %. Ein wesentlicher Einfluß auf die Höhe der Oxalsäureausscheidung durch Calciumcarbonat ist hier nicht zu verzeichnen. Auch eine Beeinflussung der Oxalsäureausscheidung durch Bolus alba oder Heufett läßt sich nicht nachweisen. Durch die zugeführte Calciumcarbonatmenge konnte die gesamte Oxalsäure des Futters in unlösliches Calciumoxalat überführt werden. Eine Beschränkung der Calciumresorption durch Oxalsäure außer den der Oxalsäure äquivalenten Mengen war nicht mehr gegeben. Doch gelang es nicht, durch diese Futterergänzung die Ca-Bilanz während dieser Versuchsdauer positiv zu gestalten.

Es gibt eine Anzahl von Oxalsäure — abbauenden Mikroorganismen, die u. a. auch im Pansen von Schafen nachgewiesen wurden [2, 25, 33]. Die Höhe des mikrobiologischen Abbaues der Oxalsäure wird abhängig vom Milieu des Speisebreies sein. Da nicht die gesamte zugeführte Oxalsäure mit dem Kot ausgeschieden wird, besteht neben dem mikrobiologischen Abbau die Möglichkeit einer Resorption. Es ist anzunehmen, daß zu Beginn einer einseitigen Ernährung mit Troblako oder Rübenblattsilage Oxalsäure resorbiert werden kann.

Es wurde gefunden, daß die Oxalsäureausscheidung zu Versuchsbeginn bei gleichbleibender Zufuhr am größten ist. Die Ca-Bilanz strebt in der Versuchsfolge immer mehr dem Negativen zu. Man kann ein Regulationsvermögen des Tieres gegen diese Oxalsäurebelastung dahingehend annehmen, daß die endogene Ca-Ausscheidung gesteigert wird. Eine Resorption von Calciumoxalat ist nicht erwiesen [26]. Da sich die Oxalsäureausscheidung nach längerer Versuchsdauer (Versuche 16 bis 24) bei Troblakofütterung nach Zulage von Calciumcarbonat in mehr als zur Bindung der gesamten Oxalsäure erforderlichen Menge nicht oder kaum erhöht, könnte angenommen werden, daß der Organismus sich in der Versuchsfolge einen ausreichenden Schutz gegen eine Oxalsäurevergiftung geschaffen hat. Die mechanische Reizwirkung von Oxalatdrusen ist damit nicht aufgehoben.

Es ist aber auch zu schließen, daß die Erhöhung des KTS durch Calciumcarbonatfütterung nicht im ursächlichen Zusammenhang mit einer Oxalsäurevergiftung steht, da Cholesterinbeifütterung auch zu einer Erhöhung des KTS führt, ohne die Oxalsäureausscheidung im Kot wesentlich zu beeinflussen. Somit bleibt zu klären, worauf die Erhöhung des KTS bei Calciumcarbonatzulage zurückzuführen ist.

11. Die Verdaulichkeit des Rohproteins und die N-Bilanz

In Tab. 12 a und b ist die Verdaulichkeit des Rohproteins und die N-Bilanz für die Versuchsfolgen bei Rübenblattsilage und Troblakofütterung zusammengestellt.

Bei Rübenblattsilagefütterung ändert sich die Verdaulichkeit des Rohproteins nur innerhalb enger Grenzen und folgt im allgemeinen der Höhe des KTS. Bei niedrigem KTS ist die Verdaulichkeit des Rohproteins geringer als bei hohem KTS.

Tabelle 12a. *Verdaulichkeit des Rohproteins und N-Bilanz*

Versuch Nr.	Grundfutter	Ergänzung	Tage Vorfütterg. Grundfutter	Tage Vorfütterg. Ergänzg.	Hammel	KTS %	Verd.-Kffz. Rohprotein %	N-Bilanz	Hammel	KTS %	Verd.-Kffz. Rohprotein %	N-Bilanz
1	Rübenblattsilage I		20	—	A	22,6	60,05	+ 3,98	B	27,2	62,15	+ 3,28
2	Rübenblattsilage I	Bolus alba 45 g	30	14	A	17,0	59,65	+ 4,10	B	35,3	62,10	+ 0,70
3	Rübenblattsilage II		20	—	A	21,2	55,83	+ 2,32	B	35,0	59,59	+ 2,38
4	Rübenblattsilage II	Bolus alba 100 g	30	10	A	30,9	58,42	+ 1,16	B	45,0	61,18	± 0,00
5	Rübenblattsilage II	Aktivkohle 50 g	30	10	C	36,5	62,40	+ 1,23	D	30,7	57,87	− 0,22
6	Troblako I Haferstroh		18	—	A	32,2	50,81	+ 0,21	B	34,8	46,63	− 0,89
7	Troblako I Haferstroh	Bolus alba 50 g	28	10	A	35,5	50,20	+ 0,15	B	39,4	52,39	+ 0,72
8	Troblako II A		20	—	A	28,9	59,04	+ 2,62	B	29,4	58,64	+ 1,42
9	Troblako II A		20	—	C	32,9	60,62	+ 1,14	D	26,5	60,94	− 1,00
10	Troblako II A		40	—	A	27,0	58,65	+ 3,12	B	22,8	60,21	+ 2,69
11	Troblako II B	Bolus alba 50 g	50	10	A	31,5	58,11	+ 4,17	B	27,4	61,38	+ 3,98
12	Troblako II B	Zellstoff 55 g	90	10	A	29,5	59,46	+ 4,48	B	27,4	58,09	+ 3,85
13	Troblako II B		90	10	C	31,9	62,41	+ 3,10	D	26,6	59,08	+ 2,61
14	Troblako II A	Cholesterin 2 g	30	10	C	38,9	64,46	+ 2,92	D	29,3	60,80	+ 0,64
15	Troblako II B	Cholesterin 4 g	Versuch 14	10	C	34,0	64,88	+ 3,36	D	30,5	61,07	+ 3,11
16	Troblako III		10	—	A	31,2	61,11	+ 3,10	B	33,2	61,50	+ 3,17
17	Troblako III		20	—	A	31,8	61,53	+ 3,11	B	36,0	64,66	+ 3,50
18	Troblako III		30	—	A	33,6	62,79	+ 4,06	B	35,5	63,11	+ 2,53
19	Troblako III		40	—	A	35,5	59,04	+ 3,23	B	35,7	62,41	+ 2,33
20	Troblako III	Bolus alba 100 g	50	10	A	41,1	57,92	+ 3,54	B	38,8	57,14	+ 3,25
21	Troblako III		10	—	C	28,1	60,93	+ 2,95	D	33,6	64,41	+ 2,98
22	Troblako III		20	—	C	25,6	63,69	+ 3,67	D	32,4	63,05	+ 2,78
23	Troblako III	Heufett 4 g	30	10	C	32,0	62,84	+ 3,66	D	30,2	59,28	+ 1,76
24	Troblako III	$CaCO_3$ 30 g	50	10	C	40,1	63,77	+ 3,61	D	37,3	59,53	+ 2,46

Auch bei Troblakofütterung ändert sich die Verdaulichkeit des Rohproteins nur in engen Grenzen im Verlauf der Versuche. Sie folgt im allgemeinen wie bei Rübenblattsilagefütterung gleichsinnig der Änderung der Höhe des KTS. Eine spezifische Wirkung der Cholesterinbeifütterung ist nur insoweit abzuleiten, daß mit Erhöhung des KTS auch die Verdaulichkeit des Rohproteins zunimmt. (Vergl. z. B. Versuch 9 mit 14.)

In den Versuchsfolgen 16 bis 24 nimmt die Verdaulichkeit des Rohproteins mit zunehmender Versuchsdauer zunächst zu, um dann gegen Versuchsende abzufallen. Die Zufütterung von 100 g Bolus alba (Versuch 20) führte trotz erhöhtem KTS zu einer Senkung der Verdaulichkeit des Rohproteins, während bei Calciumcarbonatbeifütterung (Versuch 24) die Verdaulichkeit des Rohproteins bei erhöhtem KTS nicht wesentlich im Vergleich mit den vorangegangenen Versuchsperioden verändert wurde.

Tabelle 12b. *Stickstoff--Bilanzen*

Vers. Nr.	Einnahme g N	g N Ausscheidung		g N Ausscheidung		Bilanzen	
		Kot	Harn	Kot	Harn		
1	18.58	A 7,42	7,18	B 7,03	8,27	A 3,98	B 3,28
2	18,48	A 7,46	6,92	B 7,01	10,77	A 4,10	B 0,70
3	16,49	A 7,28	6,89	B 6,66	7,47	A 2,32	B 2,38
4	19,13	A 7,79	10,18	B 7,42	11,71	A 1,16	B 0,00
5	19,13	C 7,19	10,71	D 8,05	11,30	C 1,23	D 0,22
6	13,21	A 6,50	6,50	B 7,05	7,05	A 0,21	B 0,89
7	13,21	A 6,58	6,48	B 6,29	6,20	A 0,15	B 0,72
8	23,74	A 9,72	11,40	B 9,82	12,50	A 2,62	B 1,42
9	23,74	C 9,35	13,25	D 9,27	15,10	C 1,14	D 1,00
10	23,74	A 9,81	10,80	B 9,44	11,60	A 3,12	B 2,69
11	22,90	A 9,59	9,14	B 8,52	10,40	A 4,17	B 3,98
12	22,90	A 9,28	9,14	B 9,59	9,46	A 4,48	B 3,85
13	22,90	C 8,60	11,20	D 9,37	10,92	C 3,10	D 2,61
14	23,74	C 8,44	12,38	D 9,30	13,80	C 2,92	D 0,64
15	22,90	C 8,04	11,50	D 8,59	11,20	C 3,36	D 3,11
16	23,01	A 8,95	10,96	B 8,86	10,98	A 3,10	B 3,17
17	23,01	A 8,85	11,05	B 8,13	11,38	A 3,11	B 3,50
18	23,01	A 8,56	10,39	B 8,49	11,99	A 4,06	B 2,53
19	23,01	A 9,43	10,35	B 8,65	12,03	A 3,23	B 2,33
20	23,01	A 9,68	9,79	B 9,86	9,90	A 3,54	B 3,25
21	23,01	C 8,99	11,07	D 8,19	11,84	C 2,95	D 2,98
22	23,01	C 8,36	10,98	D 8,50	11,73	C 3,67	D 2,78
23	23,01	C 8,55	10,80	D 9,37	11,88	C 3,66	D 1,76
24	23,01	C 8,34	11,06	D 9,31	11,24	C 3,61	D 2,46

Es zeigt sich allgemein, daß Schwankungen der Verdaulichkeit des Rohproteins in den Anfangsperioden am größten sind. Die N-Bilanz wird im Laufe der Versuche stets positiv und strebt einem gleichbleibenden Wert zu. Dieser wird jedoch erst nach mehreren Versuchsperioden erreicht. Die in Tabelle 12b für die Berechnung der N-Bilanz erfaßte N-Ausscheidung im Harn wird im zweiten Teil dieser Arbeit ebenso wie der N-Ansatz im Zusammenhang mit dem Mineralstoffwechsel diskutiert werden.

Tabelle 13. *Rohnährstoffanalyse der Futtermtitel*

In % der Trockensubstanz	Rübenblattsilage		Troblako				Haferstroh
	I	II	I	II A	II B	III	
Rohprotein	11,62	11,26	11,68	13,08	12,62	13,23	1,98
Rohfett	4,77	3,26	1,17	1,93	1,80	1.40	1,62
Rohfaser	16,68	15,20	12,15	13,40	12,20	12,41	44,26
N-freie Extraktivstoffe . .	47,26	40,84	62,18	59,86	61,40	58,27	43,89
Rohasche	19,67	29,44	12,82	11,73	11,98	14,69	8,25

Zellstoff : Rohfaser: 91,56, N-freie Extraktivstoffe: 8,27, Rohasche: 0,173

Tabelle 14. *Verdaulichkeitsversuch 1*

Hammel . . .		Trockensubstanz A	Trockensubstanz B	Organ. Substanz A	Organ. Substanz B	Rohprotein A	Rohprotein B	Rohfett A	Rohfett B	Rohfaser A	Rohfaser B	N-freie Extr.-St. A	N-freie Extr.-St. B	Rohasche A	Rohasche B
Rübenblattsilage	1	999,39	999,39	802,77	802,77	116,11	116,11	47,66	47,66	166,74	166,74	472,26	472,26	196,62	196,62
Kot	2	339,43	353,91	208,78	216,13	46,38	43,91	17,54	16,01	41,06	36,61	103,80	111,15	130,65	137,78
verdaut g . . .	3	659,96	645,48	593,99	586,64	69,73	72,20	30,12	31,65	125,68	130,13	368,46	361,11	65,95	58,84
verdaut % . . .	4	66,04	64,59	73,99	73,08	60,05	62,18	63,20	66,41	75,37	78,04	78,02	76,46	33,54	29,93

Tabelle 15. *Verdaulichkeitsversuch 2*

Hammel		Trockensubstanz A	Trockensubstanz B	Organ. Substanz A	Organ. Substanz B	Rohprotein A	Rohprotein B	Rohfett A	Rohfett B	Rohfaser A	Rohfaser B	N-freie Extr.-St. A	N-freie Extr.-St. B	Rohasche A	Rohasche B
Rübenblattsilage 45 g Bolus alba	1	1038,54	1038,54	799,05	799,05	115,53	115,53	47,44	47,44	165,80	165,80	470,28	470,28	239,49	239,49
Kot	2	332,43	379,35	217,40	198,91	46,61	43,78	16,61	15,54	38,92	32,48	115,26	107,11	165,03	180,44
verdaut g . . .	3	656,11	659,19	581,65	600,14	68,92	71,75	30,83	31,90	126,88	133,32	355,02	363,17	74,46	59,05
verdaut % . . .	4	63,18	63,47	72,79	75,10	59,65	62,10	64,99	67,24	76,52	80,41	75,49	77,22	31,09	24,66

Tabelle 16. *Verdaulichkeitsversuch 3*

Hammel		Trockensubstanz A	Trockensubstanz B	Organ. Substanz A	Organ. Substanz B	Rohprotein A	Rohprotein B	Rohfett A	Rohfett B	Rohfaser A	Rohfaser B	N-freie Extr.-St. A	N-freie Extr.-St. B	Rohasche A	Rohasche B
Rübenblattsilage	1	914,53	914,53	645,27	645,27	103,04	103,04	29,81	29,81	139,09	139,09	373,33	373,33	269,26	269,26
Kot	2	383,40	384,20	228,09	184,19	45,51	41,64	15,02	15,01	46,50	38,12	121,06	89,42	155,31	200,01
verdaut g . . .	3	531,13	530,33	417,18	461,08	57,53	61,40	14,79	14,80	92,59	100,97	252,27	283,91	113,95	69,25
verdaut % . . .	4	58,08	57,99	64,65	71,45	55,83	59,59	49,61	49,65	66,57	72,59	67,57	76,05	42,32	25,72

Tabelle 17. *Verdaulichkeitsversuch 4*

Hammel		Trockensubstanz A	Trockensubstanz B	Organ. Substanz A	Organ. Substanz B	Rohprotein A	Rohprotein B	Rohfett A	Rohfett B	Rohfaser A	Rohfaser B	N-freie Extr.-St. A	N-freie Extr.-St. B	Rohasche A	Rohasche B
Rübenblattsilage 100 g Bolus alba	1	1133,92	1133,92	657,77	657,77	119,54	119,54	20,62	20,62	146,23	146,23	371,38	371,38	476,15	476,15
Kot	2	568,60	600,83	290,99	317,53	49,70	46,40	11,68	11,84	43,50	42,79	186,11	216,50	277,61	384,33
verdaut g . . .	3	565,32	533,09	366,78	340,24	69,84	73,14	8,94	8,78	102,73	103,44	185,27	154,88	198,54	91,82
verdaut % . . .	4	49,85	47,01	55,76	51,73	58,42	61,18	43,35	42,58	70,25	70,74	49,89	41,70	41,69	19,28

Tabelle 18. *Verdaulichkeitsversuch 5*

Hammel . . .		Trockensubstanz C	Trockensubstanz D	Organ. Substanz C	Organ. Substanz D	Rohprotein C	Rohprotein D	Rohfett C	Rohfett D	Rohfaser C	Rohfaser D	N-freie Extr.-St. C	N-freie Extr.-St. D	Rohasche C	Rohasche D-
Rübenblattsilage 50 g Aktivkohle	1	1076,64	1076,64	678,85	678,85	119,54	119,54	20,62	20,62	179,11	179,11	359,58	359,58	397,79	397,79
Kot	2	554,31	564,40	241,42	252,52	44,94	50,35	10,85	11,38	69,64	70,41	115,99	120,38	312,89	311,88
verdaut g . . .	3	522,33	512,24	437,43	426,33	74,60	69,19	9,77	9,24	109,47	108,70	243,59	239,20	84,90	85,91
verdaut % . . .	4	48,51	47,58	64,44	62,80	62,40	57,87	47,38	44,81	61,12	60,69	67,74	66,52	21,34	21,60

Tabelle 19. *Verdaulichkeitsversuch 6*

Hammel . . .		A	B	A	B	A	B	A	B	A	B	A	B	A	B
800 g Troblako 150 g Haferstroh	1	816,66	816,66	718,02	718,02	82,58	82,58	10,15	10,15	141,63	141,63	483,66	483,66	98,64	98,64
Kot	2	263,10	264,50	211,45	212,96	40,62	44,07	8,89	9,25	65,51	61,87	96,43	97,77	51,65	51,54
verdaut g . . .	3	553,56	552,16	506,57	505,06	41,96	38,51	1,26	0,90	76,12	79,76	387,23	385,89	46,99	47,10
verdaut % . . .	4	67,78	67,61	70,55	70,34	50,81	46,63	12,41	8,87	53,75	56,32	80,06	79,78	47,75	53,75

Tabelle 20. *Verdaulichkeitsversuch 7*

800 g Troblako . . 150 g Haferstroh . 50 g Bolus alba .	1	861,61	861,61	718,02	718,02	82,58	82,58	10,15	10,15	141,63	141,63	483,66	483,66	143,59	143,59
Kot	2	302,49	307,56	209,66	215,45	41,12	39,31	7,78	7,88	66,10	70,49	94,66	97,77	92,83	92,11
verdaut g . . .	3	559,12	554,05	508,36	502,57	41,46	43,27	2,37	2,27	75,53	71,14	389,00	385,89	50,76	51,48
verdaut % . . .	4	64,89	64,30	70,80	69,99	50,20	52,39	23,35	22,36	53,32	50,22	80,43	79,78	35,35	35,85

Tabelle 21. *Verdaulichkeitsversuch 8*

1300 g Troblako	1	1134,25	1134,25	1001,20	1001,20	148,36	148,36	21,89	21,89	151,99	151,99	678,96	678,96	133,05	133,05
Kot	2	306,10	307,9	251,89	250,57	60,76	61,36	13,16	13,67	49,74	48,83	128,23	126,71	54,21	57,33
verdaut g . . .	3	828,15	826,35	749,31	750,63	87,60	87,00	8,73	8,22	102,25	103,16	550,73	552,25	78,84	75,72
verdaut % . .	4	73,01	72,85	74,84	74,97	59,04	58,64	39,88	37,55	67,27	67,87	81,11	81,34	59,26	56,91

Tabelle 22. *Verdaulichkeitsversuch 9*

Hammel . . .		Trockensubstanz C	Trockensubstanz D	Organ. Substanz C	Organ. Substanz D	Rohprotein C	Rohprotein D	Rohfett C	Rohfett D	Rohfaser C	Rohfaser D	N-freie Extr.-St. C	N-freie Extr.-St. D	Rohasche C	Rohasche D
1300 g Troblako	1	1134,25	1134,25	1001,20	1001,20	148,36	148,36	21,89	21,89	151,99	151,99	678,96	678,96	133,05	133,05
Kot	2	293,00	291,8	241,32	236,10	58,42	57,95	13,48	13,36	49,02	45,90	120,40	118,89	51,68	55,70
verdaut g . . .	3	841,25	824,45	759,88	765,10	89,94	90,41	8,41	8,53	102,97	106,09	558,56	560,07	81,37	77,35
verdaut % . .	4	74,17	74,27	75,90	76,42	60,62	60,94	38,42	38,97	67,75	69,80	82,27	82,49	61,16	58,14

Tabelle 23. *Verdaulichkeitsversuch 10*

Hammel . . .		A	B	A	B	A	B	A	B	A	B	A	B	A	B
1300 g Troblako	1	1133,99	1133,99	1000,97	1000,97	148,33	148,33	21,89	21,89	151,95	151,95	678,80	678,80	133,02	133,02
Kot	2	302,40	300,04	247,88	243,13	61,33	59,02	13,25	14,13	51,11	48,91	122,19	121,07	54,52	56,91
verdaut g . . .	3	831,59	833,95	753,09	757,84	87,00	89,31	8,64	7,76	100,84	103,04	556,61	557,73	78,50	76,11
verdaut % . .	4	73,33	73,54	75,24	75,71	58,65	60,21	39,47	35,45	66,36	67,81	82,00	82,16	59,01	57,22

Tabelle 24. *Verdaulichkeitsversuch 11*

1300 g Troblako 50 g Bolus alba	1	1183,21	1183,21	1002,16	1002,96	143,11	143,11	20,41	20,41	138,35	138,35	700,29	700,29	181,05	181,05
Kot	2	322,69	319,16	224,33	218,34	59,95	55,25	13,23	13,32	47,85	45,35	103,30	104,42	98,36	100,82
verdaut g . . .	3	860,52	864,05	777,83	784,62	83,16	87,86	7,18	7,09	90,50	93,00	596,99	595,87	82,69	80,23
verdaut % . .	4	72,73	73,02	77,60	78,23	58,11	61,38	35,18	33,15	65,41	67,22	85,25	85,07	45,66	44,31

Tabelle 25. *Verdaulichkeitsversuch 12*

1300 g Troblako 55 g Zellstoff .	1	1188,99	1188,99	1052,96	1052,96	143,11	143,11	20,41	20,41	188,74	188,74	700,70	700,70	136,03	136,03
Kot	2	297,99	296,85	244,03	239,29	58,02	59,96	12,03	12,27	68,33	63,35	105,65	103,71	53,96	57,56
verdaut g . . .	3	891,00	892,14	808,93	813,67	85,09	83,15	8,38	8,13	120,41	125,39	595,05	596,99	82,07	78,47
verdaut % . .	4	74,94	75,03	76,81	77,27	59,46	58,09	41,06	39,83	63,79	66,43	84,92	85,20	60,32	57,69

Tabelle 26. *Verdaulichkeitsversuch 13*

Hammel . . .		Trockensubstanz A	Trockensubstanz B	Organ. Substanz A	Organ. Substanz B	Rohprotein A	Rohprotein B	Rohfett A	Rohfett B	Rohfaser A	Rohfaser B	N-freie Extr.-St. A	N-freie Extr.-St. B	Rohasche A	Rohasche B
1300 g Troblako	1	1133,99	1133,99	998,14	998,14	143,11	143,11	20,41	20,41	138,35	138,35	696,27	696,27	135,85	135,85
Kot	2	275,77	286,09	216,51	222,58	53,77	58,56	11,88	12,15	45,25	47,20	105,61	104,67	59,26	63,51
verdaut g . . .	3	858,22	847,90	781,63	775,56	89,34	84,55	8,53	8,26	93,10	91,15	590,66	591,60	76,59	75,34
verdaut % . . .	4	75,68	74,77	78,31	77,70	62,43	59,08	41,79	40,47	67,29	65,88	84,83	84,96	56,38	55,46

Tabelle 27. *Verdaulichkeitsversuch 14*

Hammel . . .		C	D	C	D	C	D	C	D	C	D	C	D	C	D
1300 g Troblako 2 g Cholesterin	1	1136,25	1136,25	1003,20	1003,20	148,36	148,36	23,89	23,89	151,99	151,99	678,96	678,96	133,05	133,05
Kot	2	282,22	283,80	229,73	231,47	52,72	58,12	13,77	14,32	48,65	46,20	114,59	112,80	52,49	52,33
verdaut g . . .	3	854,03	852,45	773,47	771,73	95,64	90,21	10,12	9,57	103,34	105,79	564,37	566,16	80,56	80,72
verdaut % . . .	4	75,16	75,02	77,10	76,93	64,46	60,80	42,36	40,06	67,99	69,90	83,12	83,38	60,55	60,67

Tabelle 28. *Verdaulichkeitsversuch 15*

Hammel . . .		A	B	A	B	A	B	A	B	A	B	A	B	A	B
1300 g Troblako 4 g Cholesterin	1	1137,99	1137,99	1002,14	1002,14	143,11	143,11	24,41	24,41	138,35	138,35	696,27	696,27	135,85	135,85
Kot	2	262,73	274,04	205,19	216,60	50,26	55,71	15,34	15,60	42,83	44,91	96,76	100,38	57,54	57,44
verdaut g . . .	3	875,26	863,95	796,95	785,54	92,85	87,40	9,07	8,81	95,52	93,44	599,51	595,89	78,31	78,41
verdaut % . . .	4	76,91	75,91	79,52	78,39	64,88	61,07	37,16	36,09	71,82	70,45	86,10	85,58	57,64	57,72

Tabelle 29. *Verdaulichkeitsversuch 16*

1300 g Troblako	1	1087,00	1087,00	927,32	927,32	143,81	143,81	15,22	15,22	134,89	134,89	633,40	633,40	159,68	159,68
Kot	2	292,85	288,51	203,33	201,06	55,93	55,37	10,40	9,84	46,27	45,70	90,73	90,15	89,52	87,45
verdaut g . . .	3	794,15	798,49	723,99	726,26	87,88	88,44	4,82	5,38	88,62	89,19	542,67	543,25	70,19	72,23
verdaut % . . .	4	73,06	73,46	78,07	78,42	61,11	61,50	31,67	35,35	65,70	66,12	85,67	85,77	43,94	45,24

Tabelle 30. *Verdaulichkeitsversuch 17*

Hammel . . .		Trockensubstanz A	Trockensubstanz B	Organ. Substanz A	Organ. Substanz B	Rohprotein A	Rohprotein B	Rohfett A	Rohfett B	Rohfaser A	Rohfaser B	N-freie Extr.-St. A	N-freie Extr.-St. B	Rohasche A	Rohasche B
1300 g Troblako	1	1037,00	1087,00	927,32	927,32	143,81	143,81	15,22	15,22	134,89	134,89	633,40	633,40	159,68	159,68
Kot	2	238,18	275,14	201,03	187,76	55,33	50,82	10,75	10,46	42,71	43,03	92,24	83,45	87,15	87,38
verdaut g . . .	3	798,82	811,86	726,29	739,56	88,48	92,99	4,47	4,76	92,18	91,86	541,16	549,95	72,53	72,30
verdaut % . .	4	73,49	74,69	78,32	79,75	61,53	64,66	29,37	31,27	68,34	68,10	85,44	86,82	45,42	45,28

Tabelle 31. *Verdaulichkeitsversuch 18*

Hammel		Trockensubstanz A	Trockensubstanz B	Organ. Substanz A	Organ. Substanz B	Rohprotein A	Rohprotein B	Rohfett A	Rohfett B	Rohfaser A	Rohfaser B	N-freie Extr.-St. A	N-freie Extr.-St. B	Rohasche A	Rohasche B
1300 g Troblako	1	1087,00	1087,00	927,32	927,32	143,81	143,81	15,22	15,22	134,89	134,89	633,40	633,40	159,68	159,68
Kot	2	276,13	289,60	193,21	198,35	53,51	53,05	10,96	8,98	43,57	45,41	85,17	90,91	82,92	91,25
verdaut g . . .	3	810,87	797,40	734,11	728,97	90,30	90,76	4,26	6,24	91,32	89,48	548,23	542,49	76,76	68,43
verdaut % . . .	4	74,60	73,36	79,16	78,61	62,79	63,11	27,99	41,00	67,70	66,33	86,55	85,65	48,07	42,85

Tabelle 32. *Verdaulichkeitsversuch 19*

Hammel		Trockensubstanz A	Trockensubstanz B	Organ. Substanz A	Organ. Substanz B	Rohprotein A	Rohprotein B	Rohfett A	Rohfett B	Rohfaser A	Rohfaser B	N-freie Extr.-St. A	N-freie Extr.-St. B	Rohasche A	Rohasche B
1300 g Troblako	1	1087,00	1087,00	927,32	927,32	143,81	143,81	15,22	15,22	134,89	134,99	633,40	633,40	159,68	159,68
Kot	2	301,20	294,61	208,19	202,99	58,91	54,06	12,74	10,16	46,17	46,99	90,37	91,78	93,01	91,62
verdaut g . . .	3	785,80	792,39	719,13	724,33	84,90	89,75	2,48	5,06	88,72	87,90	543,03	541,62	66,67	68,06
verdaut % . . .	4	72,29	72,90	77,55	78,11	59,04	62,41	16,29	33,25	65,77	65,16	85,73	85,51	41,75	42,62

Tabelle 33. *Verdaulichkeitsversuch 20*

Hammel		Trockensubstanz A	Trockensubstanz B	Organ. Substanz A	Organ. Substanz B	Rohprotein A	Rohprotein B	Rohfett A	Rohfett B	Rohfaser A	Rohfaser B	N-freie Extr.-St. A	N-freie Extr.-St. B	Rohasche A	Rohasche B
1300 g Troblako 100 g Bolus alba	1	1185,44	1185,44	935,36	935,36	143,81	143,81	15,22	15,22	134,89	134,89	641,44	641,44	250,08	250,08
Kot	2	391,68	405,97	217,73	232,74	60,51	61,63	12,06	10,64	50,37	48,92	94,79	111,55	173,95	173,23
verdaut g . . .	3	793,76	779,47	717,63	702,62	83,30	82,18	3,16	4,59	84,52	86,00	546,65	529,89	76,13	76,85
verdaut % . . .	4	66,96	65,75	76,72	75,12	57,92	57,14	20,76	30,16	62,66	63,75	85,22	82,61	30,44	30,73

Tabelle 34. *Verdaulichkeitsversuch 21*

Hammel . . .		Trockensubstanz C	Trockensubstanz D	Organ. Substanz C	Organ. Substanz D	Rohprotein C	Rohprotein D	Rohfett C	Rohfett D	Rohfaser C	Rohfaser D	N-freie Extr.-St. C	N-freie Extr.-St. D	Rohasche C	Rohasche D
1300 g Troblako	1	1087,00	1087,00	927,32	927,32	143,81	143,81	15,22	15,22	134,89	134,89	633,40	633,40	159,68	159,68
Kot	2	304,05	271,50	212,96	190,13	56,19	51,18	11,86	9,88	48,13	43,19	96,78	85,88	91,09	81,37
verdaut g . . .	3	782,95	815,50	714,36	737,19	87,62	92,63	3,36	5,34	86,76	91,70	536,62	547,52	68,59	78,31
verdaut % . . .	4	72,03	75,02	77,03	79,49	60,93	64,41	22,08	35,08	64,32	67,98	84,72	86,44	42,95	49,04

Tabelle 35. *Verdaulichkeitsversuch 22*

Hammel		Trockensubstanz C	Trockensubstanz D	Organ. Substanz C	Organ. Substanz D	Rohprotein C	Rohprotein D	Rohfett C	Rohfett D	Rohfaser C	Rohfaser D	N-freie Extr.-St. C	N-freie Extr.-St. D	Rohasche C	Rohasche D
1300 g Troblako	1	1087,00	1087,00	927,32	927,32	143,81	143,81	15,22	15,22	134,89	134,89	633,40	633,40	159,68	159,68
Kot	2	285,06	280,97	198,86	196,34	52,22	53,13	11,23	11,41	44,84	43,61	90,57	88,19	86,20	84,63
verdaut g . . .	3	801,94	806,02	728,46	730,98	91,59	90,68	3,99	3,81	90,05	91,28	542,83	545,21	73,48	75,05
verdaut % . . .	4	73,77	74,15	78,55	78,83	63,69	63,05	26,22	25,03	66,76	67,67	85,70	86,08	46,02	47,00

Tabelle 36. *Verdaulichkeitsversuch 23*

Hammel		Trockensubstanz C	Trockensubstanz D	Organ. Substanz C	Organ. Substanz D	Rohprotein C	Rohprotein D	Rohfett C	Rohfett D	Rohfaser C	Rohfaser D	N-freie Extr.-St. C	N-freie Extr.-St. D	Rohasche C	Rohasche D
1300 g Troblako 4 g Heufett	1	1091,00	1091,00	931,32	931,32	143,81	143,81	19,22	19,22	134,89	134,89	633,40	633,40	159,68	159,68
Kot	2	290,85	305,78	203,01	215,64	53,43	58,56	13,35	13,30	44,70	49,48	91,53	94,30	87,84	90,14
verdaut g . . .	3	800,15	785,22	728,31	716,00	90,38	85,25	5,87	5,92	90,19	85,41	541,87	539,10	71,84	69,54
verdaut % . . .	4	73,34	71,97	78,20	76,88	62,84	59,28	30,54	30,80	66,86	63,32	85,55	85,11	44,99	43,55

Tabelle 37. *Verdaulichkeitsversuch 24*

Hammel		Trockensubstanz C	Trockensubstanz D	Organ. Substanz C	Organ. Substanz D	Rohprotein C	Rohprotein D	Rohfett C	Rohfett D	Rohfaser C	Rohfaser D	N-freie Extr.-St. C	N-freie Extr.-St. D	Rohasche C	Rohasche D
1300 g Troblako 30 g $CaCO_3$.	1	1117,00	1117,00	927,32	927,32	143,81	143,81	15,22	15,22	134,89	134,89	633,40	633,40	189,68	189,68
Kot	2	315,01	331,25	196,82	207,70	52,10	58,20	10,80	10,67	45,14	45,32	78,78	93,51	118,19	123,55
verdaut g . . .	3	801,99	785,75	730,50	719,62	91,71	85,61	4,42	4,55	89,75	89,57	554,62	539,89	71,49	66,13
verdaut % . . .	4	71,80	70,34	78,77	77,60	63,77	59,53	29,04	29,89	66,54	66,40	87,56	85,24	37,69	34,86

12. Zusammenfassung

Es wurden Experimente mit Hammeln bei einseitiger Rübenblattsilage- und Troblako-Fütterung durchgeführt. Rationsergänzungen mit Bolus alba, Aktivkohle, Cholesterin, Calciumcarbonat und Heufett (Ätherextrakt aus Wiesenheu) wurden vorgenommen. Der prozentuale Trockensubstanzgehalt des Kotes (KTS) änderte sich im Laufe der Versuchsfütterungen, die teilweise bis zu 100 Tagen ausgedehnt wurden. Diese einseitige Fütterung führte zu Erscheinungen des „Rübenblattdurchfalles". Die Änderung des KTS steht im Zusammenhang mit den Rationsergänzungen und der Versuchsdauer.

1. Bolus alba führt im Wesentlichen nur zu einer physikalischen und nicht physiologischen Erhöhung des KTS.
2. Die Verdaulichkeit der Rohnährstoffe wird durch hohe Bolusgaben gesenkt.
3. Die Verdaulichkeitsänderung der Rohnährstoffe liegt nur innerhalb enger Grenzen, sowohl im Laufe einer längeren einseitigen Fehlernährung mit den Rübenblattprodukten als auch nach Beeinflussung durch Rationsergänzungen.
4. Der KTS ist durch Cholesterinbeifütterung zu erhöhen.
5. Heufett übt einen regulierenden Einfluß auf die Koteindickung aus.
6. Bei längerer Fütterung mit den Rübenblattprodukten wurde ein niedrigerer Serum-Cholesteringehalt gefunden als bei Heufütterung. Nach Cholesterin-Ergänzung der Ration steigt der Cholesteringehalt des Serums stark an.
7. Die ausgeschiedene Menge des Unverseifbaren im Rohfett ändert sich mit dem KTS und wird durch Cholesterinergänzung der Ration beeinflußt.
8. Die Oxalsäureausscheidung im Kot ist zu Beginn der einseitigen Fehlernährung mit Rübenblattprodukten höher als in der Versuchsfolge und bleibt dann relativ konstant.
9. Die Oxalsäureausscheidung im Kot wird durch die oben genannten Rationsergänzungen nicht wesentlich verändert.
10. Die Ca-Bilanz strebt im Laufe der Versuchsfütterungen stets negativen Werten zu.
11. Eine positive N-Bilanz ist erst nach längerer Versuchsfütterung in annähernd gleichbleibender Höhe zu erreichen.

Die Versuchsergebnisse werden u. a. im Zusammenhang mit einer Hypothese, der Mitwirkung der Saponine beim Rübenblattdurchfall, besprochen. Einige Versuchsergebnisse können erst im Zusammenhang mit dem Mineralstoffwechsel in den Fortsetzungen dieser Arbeit diskutiert werden.

Literaturverzeichnis

[1] BAYER, G. u. F. GAISBÖCK: Wien. med. Wchschr. Nr. 39 (1924).
[2] BHAT, J. V. u. H. A. BARKER: J. Bacteriology *55*, 359 (1948).
[3] BLANCHARD, l. c. 12, S. 156.
[4] BRUNE, H.: Archiv f. Tierernährung *2*, 100 (1952).
[5] BRUNE, H.: Archiv für Tierernährung *3*, 1 (1953).
[6] COLUMBUS, A.: Forschungsdienst *2*, 208 (1936).
[7] EISLER, M.: Biochem. Ztschr. *172*, 154 (1926).
[8] EWING, P. W. u. SMITH, F. H.: J. Agr. Res. *10*, 55 (1917).
[9] GOLDSTEIN, S.: Diss. Zürich S. 90 (1950).
[10] GOULD, B. S.: Proc. Soc. exp. Biol. Med. *36*, 290 (1937).
[11] KEYS, A., O. MICKELSEN, E. O. MILLER, E. R. HEYES u. R. L. TOOD: Science *112*, 79 (1950), J. clin. Invest. *29*, 1347 (1950).
[12] KOBERT, R.: Beiträge zur Kenntnis der Saponinsubstanzen, Stuttgart (1904).
[13] KOHN, H. J., P. LEDFORD, W. J. ROBERTSON u. N. SWINGLEY: Am. J. Physiol. *163*, 410 (1950).
[14] KOLLERT, V. u. H. GRILL: Ztschr. f. d. ges. exper. Med. *49*, 522 (1926).
[15] KOSSMAG, F.: Dtsch. Tierärztl. Wchschr. 51, 106 (1944).
[16] KUHN, R. u. H. BROCKMANN: Hoppe-Seylers Ztschr. *206*, H. 1 (1932).
[17] LANG, K.: Der intermediäre Stoffwechsel, Springer Berlin-Göttingen-Heidelberg (1952) S. 297.
[18] LENKEIT, W. u. M. BECKER: Praktikum der Ernährungsphysiologie der Haustiere, Göttingen.
[19] LENKEIT, W. u. K. DEPPE: J. f. Landwirtschaft *87*, 298 (1940).
[20] LENKEIT, W. u. K. DEPPE: Ztschr. f. Tierernähr. u. Futtermittelkunde *7*, 105 (1943).
[21] LOEPER u. BINET: C. R. *86*, 903 (1922).
[22] MANGOLD, E.: Archiv f. Tierernährung *1*, 188 (1951).
[23] MANGOLD, E.: Forschungsdienst Sonderheft 2 (1936).
[24] MANGOLD, E.: Nutr. Abstr. a. Rev. *3*, 647 (1934).
[25] MÜLLER, H.: Diss. Göttingen (1949).
[26] OSLAGE, H. J.: Diss Göttingen (1951).
[27] PLAAS: Tierärztl. Umschau *5*, 424 (1950).
[28] PRAUSNITZ: Chemiker-Ztg. *63*, 185 (1939).
[29] RAPER, H. S.: Brit. med. J. *4630*, 719 (1949).
[30] RICHTER, K. u. M. BECKER: Archiv f. Tierernährung *2*, 338 (1952).
[31] RICHTER, K., K. E. FERBER u. H. KLOSE: Tierernährung *3*, 408 (1931).
[32] RITTER, U.: Pflügers Archiv *255*, 164 (1952).
[33] RUSCHMANN, G. u. G. GRÄF: Fortschritte d. Landwirtschaft *6*, 326 (1931).
[34] SCHETTLER, G. u. J. SCHMIDT-THOME: Klin. Wchschr. *26*, 463 (1948).
[35] WERLE, E. u. A. RAUB: Biochem. Ztschr. *318*, 538 (1948).
[36] WILLIAMS, R. D. u. W. H. OLMSTED: J. Nutrition *11*, 433 (1936).
[37] WINDAUS, A.: Ber. d. Dtsch. chem. Ges. *42*, 238 (1909).

Sammelreferat

Aus dem Versuchsring der Cela-GmbH., Ingelheim (Rhein)

Dr. W. DEGENER

BETRACHTUNGEN ÜBER DEN NUTRITIVEN WIRKUNGSMECHANISMUS VON ANTIBIOTIKA

Nach den einführenden Arbeiten von JUKES und STOKSTAD [1] über wachstumsfördernde Eigenschaften der Antibiotika bei Küken konnten diese von einer großen Zahl weiterer Autoren — die Veröffentlichungen über dieses Gebiet übersteigen jetzt bei weitem die Zahl 400 [2] — grundsätzlich bestätigt werden, und zwar für verschiedene Antibiotika und für verschiedene Haustierarten.

Die starke Aufmerksamkeit, die dieser zweifellos bedeutsamen Entdeckung der Ernährungswissenschaft entgegengebracht wird, hat verständlicherweise recht früh zu Überlegungen über den *Wirkungsmechanismus der nutritiven Effekte* der Antibiotika geführt, um so mehr, als diese unbekannten Eigenschaften zweifellos eine echte Überraschung bedeuteten.

Naheliegend war dabei die Ursache der *Wachstumseffekte* zunächst ebenfalls in *den* Eigenschaften der Antibiotika zu suchen, die der Wirkstoffgruppe den Namen gegeben hatte, also in ihrer Antimikrobiose. Einen wesentlichen Raum in der Diskussion um die antibiotische Futterwirksamkeit nimmt daher die Frage der *Beeinflussung der Darmflora* ein.

Angenommen, die Antibiotika wirken tatsächlich über eine Beeinflussung der Darmflora, dann bleiben mehrere Möglichkeiten, die auch in entsprechenden Hypothesen ihren Niederschlag fanden:

a) Beseitigung etwaiger latenter Infektionen [3, 4, 5, 6, 7].
b) Veränderung der normalen Flora dergestalt, daß entweder Nährstoffe-synthetisierende Keime gefördert, oder Wirkstoffe-verbrauchende beseitigt werden.
c) Schließlich Beobachtungen über eine Verminderung der anaeroben Keime (Clostridium), da auf diese Weise subvisible Enterotoxämien beseitigt werden sollten.

Die Aufklärung der Frage des Einflusses der ja relativ sehr niedrigen nutritiven Dosen ist auch hinsichtlich der Möglichkeit eventueller Resistenz-Ausbildung von hohem Interesse.

Wenden wir uns im einzelnen den bisherigen Beobachtungen über eine Veränderung der Darm-Flora nach Verfütterung von Antibiotika zu, dann müssen zwei grundsätzliche Bemerkungen vorangestellt werden:

1. Unsere Kenntnis über die normale Zusammensetzung der Darmflora ist gerade bei den in Rede stehenden Tieren — Küken und Schweinen — verhältnismäßig gering; zumindest ist eine Konstanz in art- und zahlenmäßiger Zusammensetzung der Mikroflora nicht sichtbar.
2. Die Dosierung der Antibiotika für Fütterungszwecke liegt im allgemeinen zwischen 2—10 mg per Kilo Futter, das entspricht oft nur einem $^1/_{1000}$ der Dosierung für eine therapeutische Behandlung in der Human-Medizin.

Es ist also auf den ersten Blick zumindest nicht zu erkennen, wieso eine fast „homöopathische" Dosierung einen so gut reproduzierbaren Effekt über die Enteromikroflora entfalten kann, wie er für die teilweise überraschend hohen Wachstumserfolg verlangt werden müßte. In dem Zusammenhang sind Erfahrungen der Human-Medizin interessant, wo [8] eine Dosis z. B. von 2 g Terramycin als zu niedrig für eine brauchbare Eliminierung der Coli-Flora gehalten wird.

Zur Theorie der *Beseitigung eventueller latenter Infektionen* durch geringe Dosen Antibiotika und ein dadurch verursachtes Mehrwachstum sind insbesondere an der Reading-Universität [3, 4] ausführliche Untersuchungen angestellt. Man erzielte z. B. bei in völlig neuen Ställen aufgezogenen Küken keine Effekte mit Penicillin. Diese Untersuchungen konnten in USA teilweise bestätigt werden [5, 6, 7]. In letzteren Fällen konnte jedoch der grundsätzliche Antibiotika-Effekt auch bei in aseptischen Ställen aufgezogenen Küken reproduziert werden, allerdings oft erst nach etwa 3—4 Wochen einer geringeren Wirksamkeit.

Auszählungen der Darmflora ergaben hierbei eigenartige Resultate. Die Reading-Gruppe konnte Veränderungen im Caecum überhaupt nicht, im unteren Dickdarm nur bei Aureomycin, nicht aber bei Penicillin und Streptomycin feststellen, obwohl beide Antibiotika Wachstumseffekte zeigten. Keine Änderung der Caecal-Flora wurde auch von COOK und Mitarbeiter [9] beobachtet.

Bei diesen amerikanischen Versuchen in völlig neuen Ställen und Batterien ergaben sich gleich zwei Widersprüche. Zwar zeigten die Tiere aus schon benutzten (evtl. infizierten?) Ställen nach Verabreichung von Penicillin ein Absinken der Bakterienzahl, und zwar seltsamerweise diesmal im Caecum und besonders bei den Coliformen und Enterococcen. In den neuen Häusern ergab sich jedoch, daß gerade die evtl. für die vermutete latente Infektion ursächlichen Coliformen und Enterococcen durch Penicillin wesentlich gefördert wurden, also nicht etwa — wie man hätte annehmen müssen — vermindert waren oder fehlten.

Wir selbst sahen keine wesentlichen Wuchsunterschiede bei Küken, die in neuen oder alten Ställen gehalten wurden, besonders nicht in der Praxis. Auch die Tatsache, daß eine solche mehr oder weniger „therapeutische" Erklärung für den Wachstumseffekt eine Effektsteigerung bei Verwendung höherer Dosen erwarten lassen müßte — was nicht der Fall ist [10] — läßt uns anderen Erklärungen zuneigen.

Von einem klaren und nachweisbaren depressiven Effekt der Antibiotika in nutritiven Dosen auf die Darmflora kann nicht gesprochen werden, wenn auch etliche Versuchsansteller entsprechende Beobachtungen mitteilen konnten [9, 11, 12, 13, 14, 15, 16].

Abgesehen von den schon oben anläßlich der Versuche mit „neuen Ställen" angeführten Widersprüchen [3, 4, 6], steht auch aus anderen Berichten fest, daß *Mehrwachstum auch ohne Beeinflussung der Flora* festzustellen ist [84]. Besonders wesentlich werden hierfür die bekannten Versuche REYNIER's mit steril aufgezogenen Tieren sein. Die ersten Berichte gehen dahin, daß auch bei Tieren ohne Darmflora ein Wachstumseffekt der Antibiotika reproduzierbar war [17]. Neuerdings scheint allerdings in weiteren Arbeiten der Notre-Dame-Universität doch kein besonderer Effekt der Antibiotika bei Tieren ohne Darmflora erkennbar zu sein [33].

ROSENBERG [10] stellte trotz Verwendung von 16-fachen Überdosierungen an Terramycin keinerlei Flora-Änderungen fest, ähnlich lauten die Ergebnisse von ELAM [22]. Ebenso erreichte SIEBURTH [18] erst nach Verwendung von 100 mg Aureomycin pro Kilo, einer Dosis also, die weit über der allgemein üblichen für Fütterungszwecke liegt, einen Abfall der Mikrobenzahl. Deutsche Untersuchungen von HILL [20] ergaben bei Ersatz des Terramycin durch Sulfonamide ein sofortiges Nachlassen der vorher beobachteten Wuchseffekte, so daß man in diesem Versuch den Einfluß der Antibiotika auf die Darmflora als nebensächlich bezeichnete.

Weitere Beobachtungen und Überlegungen, die *gegen die sog. antiinfektiöse Theorie* als alleinigen Mechanismus der nutritiven Wirkung sprechen, seien kurz aufgeführt:

1. Vorhandensein des Aureomycin- und Penicillin-Effektes bei Verwendung eines inaktivierten Wirkstoffs [21, 83].
2. Die Wuchswirkung des im Magen bekanntlich zu 80% abgebauten Penicillin überhaupt.
3. Feststellung über Wuchseffekte auch nach parenteraler Anwendung [11, 12, 13, 19, 22, 23].
4. Das Versagen bestimmter Antibiotika wie z. B. der antibakteriell sehr wirksamen Präparate Neomycin, Gramicidin und Thyrocidin u. a. [24, 25]. Hierher gehören auch die allgemein als geringer angesehene Wirkung des Streptomycin bzw. die Abstufung in der Wuchs-Wirksamkeit der Antibiotika, — besonders der mit fast gleichem antibiotischem Spektrum.
5. Die vorhandene Wirkung des nur fungizid wirksamen Rimocidin [26, 79].
6. Das Fehlen von Kombinations-Effekten der ja zum Teil sehr unterschiedliche Bakterien-Spektra aufweisenden Antibiotika, z. B. Penicillin + Terramycin, besonders wenn die Beseitigung latenter Infektionen eine Rolle spielen soll,
7. Die Tatsache, daß Antibiotika offenbar unterwertig proteinhaltige Diäten in gleicher Höhe wie ausgeglichenes Futter mit hohem Eiweißgehalt fördern; — so z. B. sind 15%ig proteinhaltige Futter + Terra-

mycin genau so gut wie 21% Eiweiß ohne Antibiotika —. Das ist über einen Einfluß auf die Darmflora nicht zu erklären.

Wenn man aber trotz angeführter Bedenken die festgestellten *Wirkungen der Antibiotika auf verschiedene Gruppen der Darmflora* (Schwein) zusammenfaßt, so läßt sich eine Tabelle aufstellen, die etwa folgendes Aussehen hat (Tabelle 1).

Tabelle 1

	Wachstumseffekt Index 100 = Terramycin	Strepto- u. Enterococcen	Proteus und Aerobacter	Clostridien u. Anaerobe	Coli-forme	Säure-feste Keime	Lacto-bacillen	Proteo-lytische Keime
Penicillin	59	—	+ (?)	+	+	—	—	—
Streptomycin	51	+	+	—	+	+	0	—
Aureomycin	86	—	— (+)	—	—	—	—	—
Terramycin	100 (=18%)	—	+	—	+	+	—	—
Neomycin	0	?	—	?	—	?	?	?
(Rimocidin)	ca. 50	0	0	0	0	0	0	0

\+ = Vermehrung der Keimzahl
— = Verminderung der Keimzahl
o = kein zahlenmäßig feststellbarer Einfluß.

Die angegebenen Effekte wurden dann eingetragen, wenn sich die überwiegende Zahl der Autoren, die Untersuchungen der Darmflora ausführten, dafür aussprachen. Sie deckt sich interessanterweise fast genau mit einer Aufstellung von BRANNION und Mitarbeiter [29] über die Veränderung der Caecal-Flora nach Antibiotika-Verfütterung bei Enten — ohne daß übrigens ein Wachstums-Effekt zu beobachten war —. Letzteres konnten auch wir für Enten wiederholt bestätigen.

MARCH [30] sah bei Aureomycin lediglich dann einen Abfall der Zahl der Lacto-Bazillen und der Coli-Flora, wenn hohe, d. h. therapeutische Dosen Anwendung fanden. Man glaubte daraus bei dem hohen Vitamin-Verbrauch der Lactose-Keime schließen zu müssen, daß durch Verschwinden dieser Flora mehr Vitamine dem Körper zugeführt würden und darin der Wachstumseffekt zu suchen sei.

Autoren der Maryland-Universität [31] stellten eine Umwälzung der normalen Lacto-Flora in eine solche, bei der Aerobacter und Coli überwiegen, fest, ebenso ANDERSON [32]. Auch SIEBURTH [18] beobachtete nach Antibiotika-Gaben eine Vermehrung der Aero-Bakterien, bei gleichzeitigem Verschwinden von Clostridium und Coli. Da Überwucherungen von Proteus ebenso oft fehlten, wollte man die Wachstumswirkung mit dem Verschwinden der für Enterotoxämien verantwortlichen Clostridien-Stämmen erklären. Die Verfütterung von Clostridien ergab jedoch [32] bei gesteigertem Wachstum — also Eintreten des antibotischen Wuchs-Effektes — keinerlei nachträgliche Erscheinungen.

Aus der Tabelle 1 und den oben ausgeführten ergänzenden Beobachtungen ergibt sich folgender Schluß für eine für Wuchseffekte eventuell notwendige Änderung der Darmflora:

1. Förderung der Aerobacteraceae (Aerogenes und Proteus).
2. Hemmung aller Lactobacillaceae.
3. Hemmung von evtl für Enterotoxämien verantwortliche Clostridien.

Ordnet man die Antibiotika nach ihrer anti-mikrobiellen Wirkung in dieses Schema, dann ergibt sich eine überraschende Übereinstimmung zu der Abstufung der absoluten Höhe ihrer wachstumsfördernden Eigenschaften. Es läßt sich also theoretisch die unterschiedliche *Wirkung verschiedener Antibiotika auf das Wachstum aus deren Wirkungs-Spektrum auf die Darmflora* erklären.

Penicillin, das ja auch im Waksman'schen Schema der Antibiotika eine Sonderstellung einnimmt, macht in seiner guten Wirkung auf das Geflügelwachstum auch hier eine Ausnahme, in seiner Wirkung bei Schweinen läßt es sich jedoch einordnen.

Besonders wachstumsfördernd sind nur die im Waksman-Schema Gruppe 3 aufgeführten organisch löslichen Antibiotika. Die wasserlösliche Gruppe 2 mit z. B. Streptomycin und Neomycin fällt entweder hinsichtlich einer nutritiven Wirkung ganz oder praktisch aus.

Wesentlich für den Wuchseffekt — wenn er überaupt über die Darmflora erfolgt (diesen Mechanismus muß man aber wohl doch zumindest als einen Teil der eigentlichen Wirkung ansehen) — ist folgende Chiffre:

Aerogenes + Lacto-Bazillen — Clostridium——.

Je eindeutiger ein Antibioticum diese Forderung erreicht, desto besser ist der Wuchseffekt, siehe die folgende Tabelle 2; nach dieser erreicht:

Tabelle 2

	Aerogenes	Lactose B.	Clostridien	Wachstums-index
Terramycin	+	—	—	100
Aureomycin	(+)	—	—	86
Penicillin	+	—	+ !	59
Streptomycin	+	?	?	51
Neomycin	—	?	?	0

Die mit steril aufgezogenen Tieren an der Notre-Dame-Universität durchgeführten Versuche werden, wenn sie abgeschlossen sind, wahrscheinlich eine Klärung bringen, zumindest dahingehend, ob überhaupt eine wesentliche *Beteiligung der Darmflora an dem Wachstums-Geschehen* bei Fütterung von Antibiotika angenommen werden kann. Die dargestellte außerordentlich uneinheitliche Wirkung auf die meisten Darmkeime und die des weiteren angestellten Überlegungen lassen aber wohl schon jetzt keinen Zweifel, daß in der endgültigen Aufklärung des Wirkungsmechanismusses weitere Beobachtungen geprüft und abgewogen werden müssen.

Vielleicht spielt die Darmflora im Wachstumsgeschehen überhaupt nur eine zeitlich bedeutungsvolle Rolle, die jedenfalls nicht die überwiegende Ursache für die klar reproduzierbaren Wuchs-Effekte durch antibiotische Beifuttermittel sein dürfte.

Dabei erhebt sich dann die Frage, *welche Nährstoff-Gruppen* durch Beifütterung von Antibiotika besondere Impulse erhalten. Wahrscheinlich werden — wenn auch in unterschiedlichem Maße — alle 3 Grundnährstoffe im Abbau oder Aufbau *durch Antibiotika beeinflußt*. Am wenigsten die Kohlehydrate, wenn auch [34] neuerdings von einer Förderung der Cellulose-Verdauung bei Wiederkäuern durch niedrigste Penicillin- aber interessanterweise auch Neomycin-Gaben berichtet wird [35].

Eine eventuelle Beeinflussung des *Fetthaushaltes* kann bei Sektionen und Ausschlachtungen in gewisser Weise beurteilt werden. Eine stärkere Einflußnahme der Antibiotika scheint hier nicht vorzuliegen. Mit Antibiotika gemästete Tiere zeigen im allgemeinen keine besondere Vermehrung des Fettansatzes. Im Gegenteil haben wir unter deutschen Verhältnissen den Eindruck, als ob die Tiere mehr zum Typ des sog. Bacon-Schwein neigten, da im allgemeinen das Verhältnis Muskulatur : Fett etwas zugunsten der Muskulatur verschoben war. Exakte Ausschlachtungsversuche, die u. a. im Anschluß an in Süddeutschland durchgeführte Fütterungsversuche angestellt wurden, ergaben keine sichtbaren Unterschiede zwischen normalen und mit Antibiotika gefütterten Tieren [79].

Ebenso wird aus Schweden berichtet, daß selbst berufsmäßige Fleisch-Sortierer nicht in der Lage waren, zwischen Tieren, die mit Antibiotika gefüttert waren, und solchen, die normal aufgezogen wurden, zu unterscheiden [36].

Wahrscheinlich liegt es an diesen geringen Beziehungen zwischen Antibiotika und Fettstoffwechsel, daß ihre Wirkung zu dem Zeitpunkt, da der Fettansatz den Eiweiß-Aufbau zu übersteigen beginnt, also um die 80 bis 100 kg-Grenze herum, bekanntlich nachläßt. Neueste Untersuchungen bei Hunden allerdings ergaben, daß die zusätzlichen Gewichte der mit Antibiotika gefütterten Tiere eher durch eine höhere Zunahme des Körperfettes als des Ansatzes von Eiweiß gekennzeichnet waren [37].

Eigentlicher Ansatzpunkt für die Herkunft des Mehrwachtums nach Antibiotika-Verfütterung ist aber wohl beim *Proteinstoffwechsel* gegeben. Es ist wiederholt berichtet, und auch in ausgedehnten eigenen Versuchen konnten wir dieses beobachten, daß geringer proteinhaltige Diäten durch Zugabe von Antibiotika verbessert werden können. So ergaben z. B. Untersuchungen der Iowa-Universität im Jahre 1952 bei einem Vergleich von Futtern, die 15 und 18% Protein enthielten, daß 15%ige Diäten + Antibiotika einem 18%igen ohne Antibiotika im Futterwert gleichen.

Eine Parallele bilden die Erfahrungen in der deutschen bäuerlichen Schweinemast, wo stets wesentlich sichtbarere Erfolge als bei Verwendung feststehender Futter-Zusammenstellungen — etwa wie für experimentelle Beifütterungen — festgestellt werden konnten.

Eine Erklärung bietet zweifellos die Tatsache, daß in der bäuerlichen Fütterung mit einem stets schwankenden Gehalt des Futters an Protein gerechnet werden muß, z. B. durch Ankauf sehr unterschiedlicher Eiweiß-Futtermittel.

So bildet die Eiweiß-Menge graphisch eine Wellenlinie, die auch das bekannte wechselnde Wachstum der Tiere verursacht. Durch Antibiotika wird diese Wellenlinie in eine Gerade mit mehr oder weniger gleichmäßig steigender Tendenz verwandelt. In dieser *ausgleichenden Eigenschaft der Antibiotika* liegt für deutsche Verhältnisse ihre eigentliche wirtschaftliche Bedeutung.

Von einer ausgesprochenen eiweiß-sparenden Wirkung der Antibiotika kann nur bedingt die Rede sein, was sich schon darin ausdrückt, daß eine Steigerung des Protein-Gehalts nur bis zu einer gewissen Grenze, mit Antibiotika fortlaufend auch absolut bessere Zunahmen ergibt. Diese Grenze dürfte bei etwa 19% Protein erreicht sein; allerdings ergibt eine Diät mit 19% Protein + Antibiotika bessere Effekte als höchste Eiweiß-Gaben — etwa um 25% — allein [82]. Insofern kann also von einer eiweiß-sparenden Wirkung gesprochen werden. Im allgemeinen gilt aber wohl folgende Regel:

Je dichter der Proteingehalt (wohlgemerkt Gemische aus pflanzlichem und tierischem Eiweiß) an die obengenannte Grenze von 19% herankommt, desto höher sind die absoluten Effekte mit Antibiotika; übersteigt der Proteingehalt jedoch diese Grenze merklich, dann sind die täglichen Zunahmen auch durch Antibiotika nicht mehr wesentlich zu steigern. Letzteres dürfte unter unseren Verhältnissen, aber nur für sehr wenige Fälle der Praxis — wie z. B. bei Verfütterung von Abfällen der Truppenverpflegung, wo wir selbst Ähnliches beobachten konnten — zutreffen [38, 39, 40, 41, 42, 43, 44, 45].

Weiterführen in der Aufklärung des Wirkungsmechanismus werden uns wahrscheinlich Beobachtungen, die sich damit befassen, ob und welche speziellen Eiweiß-Bestandteile durch die Antibiotika katalysatorisch beeinflußt werden, und fernerhin über die Frage einer Verbesserung der biologischen Wertigkeit des Eiweißes.

Versuche mit isolierten Aminosäuren wurden bereits an einigen US-Instituten durchgeführt. Sie betrafen bisher:

Arginin, Homocystin, Methionin, Lysin, Tryptophan und Valin [34, 46–50, 70].

Es wurden dabei Diäten verwendet, denen die aufgezählten Aminosäuren von Fall zu Fall fehlten. Durch Zugabe von Antibiotika wollte man nun versuchen, einen Ausgleich zu schaffen. Anhaltspunkte für eine Beziehung zwischen Antibiotika und bestimmten Aminosäuren ergaben sich lediglich für das *Methionin* und im stärkeren Maße allerdings für das *Lysin*. Zwar konnten die Antibiotika weder Methionin- noch Lysin-Mangel kompensieren, jedoch waren die Wuchs-Effekte in Anwesenheit z. B. von Lysin besonders deutlich.

Die Beobachtung ist deshalb interessant, da von den gebräuchlichen pflanzlichen Eiweiß-Futtern die Sojabohne bei weitem den stärksten Lysingehalt aufweisen. Die Feststellung über Beziehungen zwischen Lysin und Antibiotika geben eine Erklärung für die erfahrungsgemäß außerordentlich guten Effekte der antibiotischen Beigaben bei Soja-Fütterung *).

*) Anm. In einer neuesten Arbeit (81) der Universität Tenesee wird nicht der prozentuale Protein-, sondern der Lysingehalt als Kriterium der Brauchbarkeit von Fleischmehl herausgestellt. Der Zusatz einer Kombination von Lysin und Antibiotika ergab bessere Resultate als eine Supplementierung mit den einzelnen Komponenten allein.

An dieser Stelle müssen auch die Erfahrungen mitgeteilt werden, die über die Wuchsförderung durch Antibiotika bei Anwesenheit höherer Anteile von *tierischem Protein* im Futter gemacht wurden.

Es ist, besonders in Europa, hin und wieder die Meinung vertreten worden, daß die Antibiotika bei ausreichender tierischer Eiweiß-Gabe nur sehr gering wirksam seien. Das ist sicher nicht der Fall, — wie auch in ausführlichen deutschen und außerdeutschen Versuchen festgestellt werden konnte [51-64] —. Zwar ist die Amplitude des Wuchs-Effektes nach Antibiotika-Gaben bei rein vegetabilischen Diäten größer (durchweg 30%), dafür geben Futter mit vollem tierischem Eiweiß-Anteil und Antibiotika aber absolut höhere Gewichtzunahmen (durchweg 15%) als nach der Lehmann'schen Norm zu erzielen.

Dieser absolute *zusätzliche Wuchs-Effekt* ist sogar meist auch dann zu erzielen, wenn lediglich die Hälfte der gewohnten täglichen Fischmehl-Rationen beigefüttert wird. Diese deutsche Erfahrungen wurden kürzlich durch spezielle Untersuchungen in USA bestätigt [64-67].

Ähnlich wie bei isolierten Aminosäuren konnten Unterschiede der absoluten Höhe der Wachstumsförderung auch zwischen Fleisch- und Fischmehl + Antibiotika festgestellt werden [68], ebenso in Ergänzung oben Gesagtem auch für Soja- und Baumwollsaatmehl einerseits und Casein- oder Erdnußmehl-Futter andererseits [69]; Unterschiede in der Wirkung der Antibiotika wurden sogar festgestellt, wenn Variationen in der Herstellung von Baumwollmehl vorgenommen wurden. So sprach durch hydraulische Pressung hergestelltes Mehl besser an als solches, das durch Schraubenpressung hergestellt war; beide Futtermehle ergaben ohne Antibiotika-Zusätze völlig gleiche Ergebnisse [70].

Alle diese Beobachtungen lassen den Schluß zu, daß nicht etwa der Protein-Haushalt des Körpers in toto auf die antibiotische Fütterung anspricht, sondern daß hier eine gewisse Selektion nach Aminosäuren bzw. besser gesagt: *biologischer Wertigkeit* des Eiweißes stattfindet. In dieser Tatsache, die natürlich noch weiterer Aufklärung bedarf, dürften viele angebliche Versager ihre Aufklärung finden.

Je biologisch hochwertiger ein Protein ist, desto weniger sind Aminosäuren der allein limitierende Faktor für das Wachstum und desto geringer die Möglichkeiten eines Einsatzes von Antibiotika.

Auch über den Einfluß der Antibiotika auf den *Vitamin-Bedarf* des Körpers liegen gewisse Hinweise vor. Die Ergebnisse sind im augenblicklichen Stand noch so unterschiedlich, daß irgend welche Folgerungen nicht möglich sind. Es seien lediglich deshalb die untersuchten Vitamin-Gruppen genannt: Thiamin [75], Riboflavin, Panthothen-Säure [76], Niacin [73], Biotin [77, 78], Tyridoxin [75], Folin-Säure [76] und Vitamin D [74].

Ebenso wurden Einflüsse der Antibiotika auf den Phosphor- und Calcium-Stoffwechsel bei Küken und auf den Mangan-Bedarf beobachtet [71, 72].

Abschließend seien noch zwei sehr wesentliche Versuche erwähnt.

WEBER [79] konnte für mit Antibiotika gefütterte Tiere eine Verdoppelung der Wasseraufnahme innerhalb 4 Wochen feststellen, während BLACK und

BRATZLER[80] Untersuchungen über den Einfluß der Antibiotika auf Appetit und Energie-Stoffwechsel anstellten. Ratten, die Antibiotika erhielten, wogen bei einer ad libitum-Fütterung 220 g nach 35 Tagen und Aufnahme von 492 g Futter. Kontrollen erreichten dieses Gewicht erst nach 69 Tagen und nach Verzehr von 754 g Futter. Dabei war der Verlust von Futter-Energie bei den Tieren mit Antibiotika stets um 6% geringer! Diese beobachtete Appetitssteigerung kann von jedem, der praktische Erfahrungen mit der antibiotischen Fütterung gesammelt hat, leicht bestätigt werden.

Zusammenfassung

Zusammenfassend muß man die Ursachen der Fütterungs-Wirksamkeit von Antibiotika zweifellos als durch einen Komplex von Wirkungen hervorgerufen ansehen, die an verschiedenen Orten und bei verschiedenen Mechanismen des Körpers ansetzen.

Im wesentlichen dürften drei miteinander mehr oder weniger verknüpfte Reaktionen der Antibiotika im Körpergeschehen ursächlich sein:

1. *Förderung der Protein-Verwertung*
   durch Erhöhung der biologischen Wertigkeit bestimmter Eiweißkörper. Anzunehmen ist u. a. auch ein Eingreifen der Antibiotika insbesondere am Kernstoffwechsel, ähnlich wie vom Vitamin B 12 bekannt, das bekanntlich wirkungsmäßig sehr enge Beziehungen zu der Antibiotika hat. Hiermit in Übereinstimmung steht außerdem die Tatsache, daß sehr junge Tiere mit entsprechend hoher Wuchsintensität besonders stark auf Antibiotika ansprechen.
   Eine weitere Parallele bieten Beziehungen zwischen Penicillin und Nuklein-Säurestoffwechsel, sowie zum Glutaminsäure-Haushalt! (Mit diesen Beziehungen will man übrigens die therapeutische antimikrobielle Wirkung des Penicillin überhaupt erklären.)

2. *Förderung von Resorptionsvorgängen* durch Verbesserung der hydrolytischen Verdauungsvorgänge und durch Appetitssteigerung.
   Es dürften dadurch besonders auch Wirkstoffe wie Vitamine in verstärktem Maße zur Aufnahme kommen, was durch klinische Beobachtungen bestärkt wird. Tiere z. B., deren Vitamin-Mangelzustände durch therapeutische Verabreichung verschiedenster Vitamin-Präparate und Futterzusätze nicht zu bessern waren, zeigen nach Gaben von Antibiotika in subtherapeutischen Dosen geradezu ein „Aufblühen"; so als sei „der Schlüssel für ein lange verschlossenes Schloß" — eben die mangelhafte Resorption — gefunden.

3. *Der Einfluß auf die Darmflora*
   Dabei scheint ein Einfluß auf zeitlich begrenzt vorhandene latente Infektionen evtl. wesentlicher als ein solcher auf die normale Flora. Es erscheint kaum annehmbar, daß die nur sehr schlecht — im Gegensatz zu den konstanten Wachstumszunahmen — reproduzierbare Veränderung der Darmflora nach Antibiotika-Gaben für einen so klaren Effekt

verantwortlich sein soll, wenn dabei lediglich körperwichtige Wirkstoffe absorbiert oder umgekehrt synthetisiert werden sollten.

Der Zweck vorliegender Arbeit war es, die augenblicklich vorliegenden Beiträge zur Aufklärung des nutritiven Wirkungsmechanismus der Antibiotika zusammenzustellen und aus den Erfahrungen zahlloser Fütterungsversuche kritisch zu würdigen. Die aufgeführten Hypothesen sollten dabei lediglich einen Richtpunkt für weitere Forschungen auf diesem Gebiet geben, nachdem bisher derartige Ausführungen sich meist lediglich auf eine Gegenüberstellung der teilweise sehr widersprechenden Ergebnisse beschränken.

Literaturverzeichnis

[1] JUKES, STOKSTAD: Proc. Soc. Exp. Biol. Med. 73, 1950, 523.
[2] Literaturübersicht:
BRAUDE, WALLACE, CUNHA: Antibiot. Chemother. März 1953.
BRANNION, H. D.: Poultry Science (P. Sc.) 32, 1953, 335.
[3] COATES, M. E.: Proc. 9. Weltgeflügel-Kongreß 2, 101.
[4] dto.: Nature, 168, 332.
[5] BIRD, H. D.: P. Sc. 31, 1952, 907.
[6] HILL, D. C.: P. Sc. 31, 1952, 920.
[6a] dto.: P. Sc. 32, 1953, 462.
[7] LILLIE, R. J.: P. Sc. 32, 1953, 466.
[8] RIVERA: Gastroenterology, 17, 1951, 546.
[9] COOK: P. Sc. 32, 1952, 912.
[10] ROSENBERG: P. Sc. 31, 1952, 708.
[11] ELAM, J. F.: Proc. Soc. Exp. Biol. Med. 77, 1951, 209.
[12] dto.: P. Sc. 30, 1951, 935.
[13] COUCH, J. R.: Fed. Proc. 10, 1951, 379.
[14] ANDERSON, G. W.: P. Sc. 30, 1951, 905.
[15] dto.: J. Nutrition, 47, 1952, 175.
[16] MARCH, BIELY: P. Sc. 31, 1952, 177.
[17] PLICHET, A.: La Presse Medicale, 2, 1953, 61.
[18] SIEBURTH: Proc. Soc. Exp. Biol. Med. 76, 1951, 815.
[19] DIXON, THAYER: P. Sc. 30, 1951, 910.
[20] HILL, RADTKE: Deutsche Tierärztl. Wschr. 25, 1952, 199.
[21] ANONYM: Nutrit. Review 8, 1950, 298.
[22] ELAM, J. F.: Proc. Soc. Exp. Biol. Med. 78, 1951, 832.
[23] COATES, u. a.: J. Sci. Food Agric. 3, 1952, 43.
[24] STERN, MCGINNIS: P. Sc. 32, 1953, 531.
[25] LILLIE, R. J.: P. Sc. 32, 1953, 531.
[26] WEBER: Bull. Org. Mond. Sante 6, 1952, 149, zit. n. PLICHET [17].
[27] MCGINNIS, J.: P. Sc. 30, 1951, 492.
[28] MATTERSON, L. D.: P. Sc. 31, 1952, 926.
[29] BRANNION u. a.: P. Sc. 32, 1953, 325.
[30] MARCH: siehe [16].
[31] ROMOSER, COMB: P. Sc. 31, 1952, 932.
[32] ANDERSON, SLINGER: P. Sc. 31, 1952, 905.
[33] LUTHER, H. G.: Anim. Health Inst. Sci. Meeting April 1953.
[34] BIELY, J.: P. Sc. 31, 1952, 863.
[35] WASSERMANN: J. Dairy Sci. 35, 1952, 571.
[36] OLSSON, OLOFSSON: zit. n. BRAUDE [2].
[37] ARNRICH, L.: Proc. Soc. Exp. Biol. Med. 80, 1952, 767.
[38] THAYER, zit. n. SLINGER: P. Sc. 31, 1952, 757.

39 MACHLIN: P. Sc. 31, 1952, 106.
40 SCOTT: P. Sc. 29, 1950, 931.
41 GROSCHKE, EVANS: P. Sc. 29, 1950, 616.
42 CUNHA: Arch. Biochem. 25, 455.
43 SCOTT: P. Sc. 31, 1952, 751.
44 BIRD, H. D.: Proc. 9. Weltflügel-Kong. 2, 159.
45 MATTERSON, L. D.: P. Sc. 31, 1952, 940.
46 DYER, I. A.: J. Animal Sci. 11, 1952, 465.
47 PATRIK, H.: P. Sc. 29, 1950, 923.
48 SUNDE: P. Sc. 30, 1951, 668.
49 JUKES, STOKSTAD: Arch. Biochem. 25, 453.
50 PATRIK, H.: P. Sc. 31, 1952, 1075.
51 DEGENER, W., LIEBSCH, A.: Tierärztl. Umschau 19/20, 1951, 357.
52 dto.: Tierärztl. Umschau 9/10, 1952.
53 FANGAUF: Deutsche Wirtschaftsgeflügel-Zucht 39, 1952.
54 NISCHLAG, TEICHMANN: Mitteil. D.L.G. 29, 1952.
55 AMSCHLER, MÜLLER: Bodenkultur 6, 1952.
56 AMSCHLER, PAMMER: Bodenkultur 6, 1952.
57 dto.: Bodenkultur 7, 1953.
58 EBBELL, H.: Archiv Geflügelknd. 7/8, 1953, 145.
59 EGGERSH, H.: Oldenburger Volkszeitung April 1952.
60 dto.: Mitteilungen D.L.G. Jan. 1953.
61 MONREAL: Deutsche Wirtschaftsgeflügelzucht 38, 1952.
62 TRAUTMANN, HILL: Archiv f. Tierernährung 2, 1951, 199.
63 KRÜGER, BIEDERMANN: Futter u. Fütterung 1953, 230.
64 SPERLING: Futter u. Fütterung, Febr. 1953.
64a MATTERSON, J. D.: Connecticut Exp. Stat. Bull. 275.
65 HEUSER: P. Sc. 31, 1952, 857.
66 BRANNION, H. D.: P. Sc. 30, 1951, 793.
67 MCGINNIS: siehe [27].
68 BRANNION, H. D.: P. Sc. 31, 1952, 151.
69 VIJAGARAGA: Archiv Biochem. 36, 1952, 127.
70 LEWIS, R. W.: P. Sc. 32, 1953, 268.
71 LINDBLAD, L. S.: P. Sc. 31, 1952, 923.
72 PEPPER: P. Sc. 31, 1952, 1060.
73 NELSON: P. Sc. 31, 1952, 929.
74 ROSS: P. Sc. 31, 1952, 933.
75 WAIBEL, P. E.: P. Sc. 31, 1952, 938.
76 BIELY, MARCH: Science 114, 330.
77 COATES, u. a.: Biochem. J. 49 Proc. 68.
78 LIH, BAUMANN: J. Nutrit. 45, 143.
79 VOGEL: Landwirtschaftl. Forschungsanst. Grub 1953 Bericht.
79a WEBER: Bull. Org. Mondial Santé 6, 1952, 149.
80 BLACK, BRATZLER: J. Nutrit. 47, 1952, 159.
81 PATRIK, H.: P. Sc. 32, 1953, 570.
82 BALDINI, u. a.: P. Sc. 32, 1953, 563.
83 ELAM, J. F.: P. Sc. 32, 1953, 792.
84 EISENSTARK, A.: P. Sc. 32, 1953, 832.

FSC
www.fsc.org
MIX
Papier | Fördert gute Waldnutzung
FSC® C083411

Zeitfracht Medien GmbH
Ferdinand-Jühlke-Straße 7
99095 Erfurt, Deutschland
produktsicherheit@kolibri360.de